U0395002

法国当代
心理治疗

第二版

理解与治疗双相情感障碍

Les troubles bipolaires: de la cyclothymie au syndrome maniaco-dépressif, 2e édition

［法］克里斯蒂娜·米拉贝尔-萨容
Christine Mirabel-Sarron

［法］伊莎贝尔·雷尼亚克-索利尼亚克／著
Isabelle Leygnac-Solignac

庄淑娜／译

上海社会科学院出版社
SHANGHAI ACADEMY OF SOCIAL SCIENCES PRESS

目　录

前　言

　　我们可以通过克雷丕林(E. Kraepelin)对躁郁精神病的描述，他之前的法里特(J. -P. Falret)的"环性心境障碍"以及巴亚尔杰(M. Baillarget)的"两种形式的精神病"来回顾双相情感障碍史。更确切地说，克雷丕林在 1899 年的第六版论著中形成了"躁郁精神病"诊断，他认为这是一种本质上区别于早发性痴呆的精神病。双相情感障碍仍存在不同的形式。

　　双相情感障碍已涵盖越来越广泛的临床事实。它被细分成双相情感障碍 I 型(伴有躁狂发作)和 II 型(轻躁狂并可能以抑郁为主的阶段)，持续时间至少两年，伴有轻躁狂和抑郁为主的亚综合征阶段，但不会有 2 个月以上的循环发作阶段。

　　双相情感障碍的形式各不相同。实际上，古德温和贾米森(Goodwin & Jamison, 1990)之后，一些新克雷丕林式作者倾向于重新统一双相情感障碍与抑郁症反复复发；他们认为，复发次数比复发的躁狂或抑郁的性质更有助于区别两种病症，此外，患者的家族病史以及针对单一阶段的综合征的情绪调节剂也应考虑在内。

　　此外，从分类的角度来看，双相情感障碍 II 型自发性问题或单/双相障碍 I 型的连续记录问题都没有得到解决。因此可能存在一种躁郁维度,抑郁期单独循环,从双相情感障碍 II 型到 I 型……这种量纲方法可以通过间歇期的逐渐减少来表现,同时将快速循环的双相情感障碍当做严格的极端症状。随着疾病的演变,复发节奏的加速,特别是在双相障碍上,已经通过丹麦案例记载证明(8 000 例单相障碍和 2 000 例双相障碍),双相患者比单相患者高 1.6 倍多的复发率,复发危险相比单相患者也要提高得快(Kessin & Andersen,1999)。

阿基斯卡尔(Akiskal)认为连续性同样存在于双相情感障碍里。放弃传统的观点,他认为,存在双相情感障碍的特征行为,并且该行为的表现形式很微妙。他描述了"环性心境"和"心境高涨",两者分别属于环性心境障碍和双相情感障碍 II 型,与两种心境障碍的名称相对应。

《精神障碍诊断与统计手册(第 4 版)》(DSM - IV)和《国际疾病分类(第 10 版)》(ICD - 10)关于双相情感障碍的分类问题尽管没有完全得到解决,但治疗方法仍会得到进一步的发展。

双相的疾病分类学地位之所以一直是争论的源头,是因为双相情感障碍患者通常都是在症状出现几年后才得到确诊,从而耽误了治疗的时间,此外,众多医学和社会心理后果都加重了患者的生活负担。健康专业人员将在本书中找到抑郁症状、疾病的多因素根源及其治疗的详细描述。

的确,除了应对疾病发作,治疗目的也包括预防复发以及提供给患者最理想的生活。这种治疗需要在症状(躁狂、抑郁或者混合)一开始好转的时候就进行,不至于终身治疗,但要持续若干年。治疗既要与双相情感障碍的临床表现形式、变化形式、急性发作期部分或完全缓解要求相适应，也要和患者的特点相适应（年龄、社会教育水平、个性、自我需求……）

如果说药物治疗对治疗双相情感障碍来说是必不可少的，我们也建议加入社会心理和（或）心理治疗作为辅助措施。

本书非常清晰地阐述了几个主要的问题：哪些药物最重要？急性期有哪些治疗方法可用？哪些想法会改变病人的依从性？存在哪些可能有效的心理帮助？为了谁？什么目的？……

作者们精确、辩证地描述了针对双相情感障碍病人的认知行为治疗的方法、工具和阶段，无论是在发病的时候还是预防的时候。

许多研究表明，认知行为治疗有助于改善药物治疗的依从性，降低再次住院率，通过建立信任关系提高诊断的正规性，促进有效的"复制"形式来减少压力后果，通过合适的建议解决家庭内部问题，去除疾病带来的伤害。由此全面改善患者的生活质量，同时大幅度提高患者的自信。

十几年来专门用于双相情感障碍的认知行为治疗程序如今已和生物治疗联系起来。

其中涉及的主要问题有：如何评估情绪？如何辨别疾病的症状？躁狂或抑郁发作的预兆是什么？如何对抗抑郁的行为抑制？如何调节生活节奏（睡眠、饮食、可能的物质滥用……）？如何辨别极端思想或抑郁思想？如何制造替代思想？如何鉴定认知功能障碍图表以及如何探讨？如何减少那些隐藏的完美主义？如何处理加速发病的环境压力？如何重建自信？这些问题都会逐渐在本书中展开，通过众多临床案例来阐释……

我们的同事克里斯蒂娜·米拉贝尔-萨容和伊莎贝尔·雷尼

亚克-索利尼亚克的这本书给专业课学生、健康专业人员、甚至家中有一个或者几个双相障碍(也称环性心境障碍或者躁郁)成员的家庭带来了大量的实际帮助。

弗雷德里克·鲁永(Frédéric Rouillon)

精神病学教授

巴黎笛卡尔大学

圣安娜医院

精神病学和神经科学中心

引 言

双相情感障碍(又称躁郁症)是一种常见的全球性疾病。众多历史人物患有此疾,无论是政治家(拿破仑·波拿巴,温斯顿·丘吉尔……),伟大的艺术家(舒曼,海明威,弗吉尼亚·伍尔芙),甚至是像凯·杰米森那样的健康专家都无法避免。他们的"情绪起伏"像他们的创造力和活力一样都成了自身的特点。

躁郁通常是一种反复发作的慢性心境障碍,其症状多样且具有迷惑性。躁郁症根据不同的症状可以分为不同的类型。

这些心理障碍存在于人的一生,是个人心理问题和不良社会职业问题产生的根源。

躁郁精神病过去的定义在今天仍适用于双相情感障碍 I 型。

这种情绪障碍是引起世界性精神障碍的第六大原因。人口学数据表明,每年该病的患病率约占世界总人口的 1.7%(Rouillon,2008),其中包括了所有国家的男男女女。1.7%这个数据也许看起来很小,但涉及法国的总人口,躁郁症直接涵盖了约 90 万法国人。

大部分躁郁症都在躁狂、抑郁交替出现和被叫做"自由间歇"

的转变间歇期突然出现时表现出来。这种持续的情绪起伏、"高低"通常在青春期开始，也就是说15到24岁这段时期。

遗憾的是，这种疾病经过十几年的发展才能被确诊，确实太晚。症状的表现不明显，病情恶化过程中所表现出来的行为也很正常，这就解释了为何会导致诊断的延迟。然而，这种疾病在未治疗前往往会出现心理和社交方面的退化，住院，学业和职业生涯中断，死亡率提高⋯⋯

在法国（Dardennes，Thuile & Even et al.，2006），用于躁郁症的约100亿欧元巨资花费（占精神分裂症花费的80％左右）使得这种健康问题在整个公共卫生领域里凸显出来。

躁郁症的预防依靠医疗支出的保障以及疾病检测方面的进一步完善。这样的定位既针对传统的Ⅰ型，也包括占法国总人口10％到12％（即约700万人口）的其他各种形式的疾病。

因此可以说，我们中的大部分人都直接或间接地受这种疾病的困扰，其间接的困扰来源包括家人、朋友或者工作。尽早地确认病情是治疗疾病的保证，为此，辨认最初的症状成了关键。

无论该病的临床症状是哪种，我们都要按规定持续地使用情绪调节药物，例如锂剂和其他新型药品。

长期以来，躁郁症都被当做一种纯粹的生物学疾病，治疗的手段也只是药理学方面的。最近，人们开始将注意力转到病理学角度并在治疗上使用心理学方法。

诸多的研究确实表明，社会和个人生活带来的压力是造成躁郁反复发作的决定性因素。这种调节情绪的方法对部分病人来说是灵丹妙药，几乎使所有的痛苦都消失不见，但是还有约40％的病人并不能通过现有的方法达到治疗的目的，还需要进一步发展心理疗法。

在这些治疗方式中,行为认知疗法在各种精神病理学上的治疗效果显著,而在今天,它也在预防躁郁症患者反复发病上做出了成效。

本书的写作目的是:

■　使您探索躁郁症患者在几种形式下的亲身经历,包括医学形式(如Ⅰ型或者传统的躁郁症)和逐渐减轻的形式(如交替性精神病);

■　观察当今提出的所有治疗方法;

■　按照时间顺序,一个疗程接着一个疗程地描述有关躁郁症的行为治疗和认知治疗方法。

因此,我们首先要从这种病目前带给人们的种种痛苦方面(第一章)对其进行定义,其次再来介绍该病的来源以及药物和精神治疗方法(第二章)。

在所有的心理学方法里,我们选择了行为和认知两种方法,这两种方式十几年来被用于躁郁症方面的数项国际研究,并得到了发展(第三章)。这个结构化的方法用于个体治疗或者群体治疗,同时它能够使用十几种源自认知行为疗法的心理学工具,使用该工具可以预防复发(第四章)。

认知行为疗法适用于躁郁症的所有状态,它由三个阶段组成:心理教育阶段(第五章),"高低"情绪管理阶段(第六章)和用于巩固以及处理社会心理疾病引起的后果的阶段(第七章)。

整个方法的目的在于改善患者的生活以及减少"高低情绪"产生的频率。

第一章
什么是双相情感障碍？

说　明

　　情绪的特性在于根据生活环境的不同，在每个人身上变化无常。负面生活活动很自然地使情绪趋向悲伤，而幸福的活动则通常使情绪倾向快乐。但是这些变化不会超过心境的正常范围，心境的内部是保持抑制状态的。

　　积极或消极的突破极限方式决定了病理学的开始。我们的探讨将由此及其各种可能性开始。

　　双相情感障碍（简称"双相障碍"）最典型的形式（类型Ⅰ中提到的两极性）是一种慢性情感疾病，通过心境躁狂和（或）抑郁状态的演替并按不明确的节奏表现出来。非正常的情绪脱离原主人变成一个独立的部分，并且使人无法再控制各种存在的结果。

　　因此，双相障碍包涵了情绪的消极和它的反面即情绪的外露。这种欣快症的情绪，伴随着激动，通常会有种无所不能的想法，我们将其命名为躁狂心境，和它表示小心翼翼、精确的法语另一个意思完全不同。

躁狂发作

这是一种感情外露或者激动的状态，持续至少一周，在这期间患者会呈现出一种少见的活动过度状态，社会交际增多，渐渐地，欣快现象就扎根了。这种欣快症伴随着高大和无所不能的想法、思维运转的加速、失眠但不感到疲惫、多言癖以及活动过度，甚至增加烟酒的摄取量，还有违法驾驶。热情高涨不跌，欣快症频繁出现使易激惹和刻薄交替循环。

患者最常表现为活泼、快乐、喋喋不休、与人亲昵，甚至精神失常。不存在单一的躁狂症临床表现，而是有多种类型：急性的、发狂的、惊愕的、混合的。

抑郁发作

对成年人定义为持续两周情绪低落，兴趣缺失或者对所有活动都失去兴趣。

行为和思维迟滞几乎无处不在。

思维单一，集中于忧伤和绝望，随之而来的结果是意志缺失，无法再做决定，注意力也无法集中。

无用感、贬值感或者有罪感构成了主要症状，其中，反复出现死亡念头可能导致自杀观念形成。

社会生活在痛苦或失望中完成。

身体上的抱怨不断而多样，经常导致极重的疲劳。失眠，传统定义为早醒，加重了人体的虚弱。

两种状态的交替导致了躁郁症或者双相情感障碍Ⅰ型，心境位于高位时患者自认无所不能，而心境处于低谷时患者因负罪感感到丧失（称之为精神病性迹象）。

通常叫做自由期的间歇期

在间歇期，理论上说患者的心境从症状上看未受伤害；我们就说患者处于正常心境机能。在这个阶段，患者其他可能的痛苦还能够表现出来：焦虑性紊乱、带有个性的行为……（该描述来源于DSM–IV和ICD–10，见附录1）

虚假的朋友

在对一份有特点的临床表格作出心境障碍的诊断前，我们不能忽视一个事实，那就是躯体病理学、物质滥用或者其他精神病理学能够模仿这种症状。鉴别诊断通过以下方式予以区分：

- 部分躯体病理学能够诱发抑郁或者"模仿"躁狂症的状态：
  - → 神经学症状（帕金森病，多发性硬化）；
  - → 微生物感染；
  - → 内分泌疾病，特别是甲状腺疾病；
  - → 摄入毒物或者肾上腺皮质激素类药物、苯丙胺的衍生物……
  - → 维生素缺乏；
  - → 慢性病或疼痛病；
  - → 某些脑瘤；
- 精神分裂症。

鉴别诊断最难的部分是精神分裂症，慢性疾病入侵了人类经验的所有领域：行为、思想、情感、知觉，导致了各种各样的症状。

精神分裂症的多态性、社会隔离倾向、妄想发作,发病年龄等都是潜在的混淆因素,但是通过详细的临床检查,若干个月由同一位临床医生跟踪观察是能够区分这两者的。何况,为了使诊断方法变得更加复杂,精神病迹象例如那些发狂的想法、幻觉、语言和混乱的行为……能够在传统躁郁症的发狂和抑郁两个阶段中都出现。一位在这个诊断方法中得到训练的医生创立了这种分化。

除这些医学鉴别诊断之外,还有我们收集在以下框架中的一些常见的心理学难点。

不是躁郁症的情形

■ 怪癖的行为,或非一年中不同阶段的歇斯底里。
■ 情绪不稳定,在几个小时内情绪多次发生变化。
■ 因摄取毒物造成继发性行为障碍。
■ 因看到别人后形成的反常反应。

如何发现?

有些研究者对发现躁郁症很感兴趣,尤其是在美国。

这项检测通过结构化访谈实现,它可以鉴别症状,但是时间很长,大范围的实现需要大量的时间(Zimmerman,2004),而且这项检测必须由医生、心理学家或者是有经验的研究者来完成,该项研究因此局限于医疗领域。

实施诊断时,由此需要检测抑郁病患可能存在的躁郁症问题。美国食品药品管理局(FDA)建议在开出任何抗抑郁药物处方前

(Pelps et al.，2006)先进行双相障碍检测。

怀疑是躁郁症：

■　抑郁症提前到来(青少年开始的时期)；

■　抑郁反复发作；

■　诊断出焦虑症；

■　诊断出上瘾症；

■　烦躁和冲动一起显露；

■　高低情绪的转换；

■　情绪波动过大；

■　有家族躁郁症遗传史的；

■　有抑郁症先例或者甚至自杀先例的。

这就是为什么研究者试图标准化测量工具，其中包括由病人自己填写的问卷调查表。一共有三种量表，但只有一个有法文版。

《心境障碍问卷》(*Mood Disorder Questionnaire*，MDQ)由赫施菲尔德(Hirschfeld et al.，2000)等人进行了发展。它的目的是改善对Ⅰ、Ⅱ型躁郁症的检测；它由病人自己在一份问卷上进行填写。这份快速的自陈问卷包含了13条项目，对症状只需回答是或者不是。4个额外的项目针对症状的同时性，以及痛苦的心理社会影响。

根据赫施菲尔德等人(Hirschfeld et al.，2000)的研究，这个工具对门诊的精神病人有着较高的敏感性(73％)和很好的针对性(90％)。另外一团队(Miller et al.，2004)按试验结果的范畴和面对面的情形找到的结果更加细致入微。《心境障碍问卷》给出的全球敏感性为58％；涉及双相Ⅰ型的最好结果(70％)。

至于它的最新版法文译本，针对心境障碍患者的 MDQ 统计结果显示出 73％敏感性和 90％特异性的好结果（Rouget et al.，2005）。

该量表在瑞士的一些带有心境障碍的门诊病人身上被证实有效。患者在一个心境障碍的专业中心受到监视。测量学重新发现的优点和赫施菲尔德等人的类似。其他问卷同样被投入使用，如 DIGFAST（法文缩写为 RAPIDE），基于 7 个临床元素能够快速诊断出双相障碍（Ghaemi et al.，1999）。

昂格斯特（Angst）的《狂热减少检查表》十分有名，广为流传。它是一份含有 20 项问题的自陈问卷（1998），并在研究"Edidep"期间针对法国民众翻译出来并使之生效。严格意义上说，超过 10 分即可被诊断为躁郁症。

这些自陈问卷的缺陷应部分归根于个体的意识紊乱。通常地，大部分发起人都承认这种疾病意识的一个缺点是自我评估范畴会造成低估（Ghaemi，2005）。某些发起人认为，双相Ⅱ型有可能比Ⅰ型（Pallanti，1999）更容易被这个缺点所影响，因为躁狂减退的阶段很难被主观辨认出来异常。

现阶段的挑战

这种周期性、间歇性、形态和强度各异的心境障碍是造成诊断困难的原因。这些困难曾在多项研究中被提及。高德伯格（Goldberg，2003）重新发现，在第一批躁郁症征兆和合适的治疗开始之间有着一段平均为十年的延期。

美国躁郁和躁狂抑郁症协会的研究（Lish，1994；Hirschfeld，2003）证实了这个延迟十几年的诊断。此外，赫施菲尔德指出

69%的躁郁症患者都有过第一次诊断失误。这些患者回忆，平均每人有3.5个不同的诊断，并且在得到正确的诊断前至少平均看了4个医生。躁郁症最容易和抑郁症（60%）、焦虑症（26%）、精神分裂症（18%）以及边缘人格障碍（17%）相混淆。

现阶段的挑战之一是尽早检测出躁郁症，以便能够有效采取相应的措施来改善每个人的个体和社会发展。

双相情感障碍的探讨持续了多久？

持续演变的概念

该症最早记录于希波克拉底（Hippocrate，公元前460—前337）的医学著作中，强调了一种从忧愁转化为疯狂的可能性。此后其他作者也证实了躁狂症和抑郁症之间的关联。

卡帕多西亚的阿莱泰乌斯（L'arrêté de Cappadoce，150）在患者身上描述了持续的抑郁状态和狂热状态。该决议第一次建立了这两个临床疾病实体，也就是创立了"躁郁症"概念（Marneros，2000）。

17世纪起，英国人威利斯（T. Willis）在他的作品《狂暴的灵魂》（De anima brutarum）中通过一系列的观察阐明了躁狂和抑郁的交替现象，但没有因此分别定义反常的疾病实体。

在法国，1801年皮内勒（Pinel）在他的关于心理异化的《医疗和哲学》（Traité médico-philosophique）专论里有同样的描述，艾斯基罗勒（Esquirol，1838）首次介绍了这种用来描述躁狂症和抑郁症的发病术语，暗示它们的异变和可能反复的状态。但这些作者仍然把它们作为两种（且已经非常有名了）而非同一种疾病来描述。

直到 19 世纪中期，现代的躁郁症概念才得以引进。

在《医院故事》(*La Gazette des hôpitaux*)（Falret，1851）中，皮迪耶-萨勒佩特里尔医院医生让-皮埃尔·法乐特（Jean-Pierre Falret）记载了一种病理学，并命名为"循环型精神病"，特点为抑郁和躁狂循环交替，间隔时间不定。3 年后，1854 年，巴亚热（Baillarger）记载了拥有两种形式的精神病，其中同时存在着抑郁和躁狂两个阶段。后者认为症状间的间隔毫无意义，这与法乐特记载的"清醒间隔"是病理学不可分割的一部分的概念相反。这两种概念在欧洲广为传播。在德国，卡尔鲍姆（Kahlbaum）将躁狂和抑郁更加密切地归于同一病理学统一体中。

直到 1899 年，埃米尔·克雷丕林（Emile Kraepelin），现代精神病学之父，才进一步深化了这个概念，因躁狂和抑郁两种发病模式而将其定义为躁郁精神病。他将其与其他精神病区分开来，例如个别的早发性痴呆，辨别方法是判断发作为定时的还是断断续续的，更加良性的预后以及是否存在家族躁狂症遗传病史。

他的工作是记录抑郁和躁狂两种循环且具有应激性的心境，这对我们之后称为双相情感障碍的了解、诊断和预防方面有很大的帮助。这是第一次将两种混合的状态同时放进这个框架里。克雷丕林将这两种状态设想为躁狂和抑郁间的转换。

混合发作

混合发作的特征是躁狂和抑郁两种迹象以不同的组合形式同时出现。

最常见的形式是活动过度、精神运动性激越、失眠、思维过快

（思维奔逸）和抑郁思想结合，情绪不稳以及妄想的负罪感。但还存在其他结合方式的可能性。

根据 DSM－IV，混合状态诊断必须包含 I 型双相情感障碍（参考附录 2）。

克雷丕林的工作之后，这一概念在 20 世纪继续发展，以区分 1950 年左右提出的双相情感障碍和单相情感障碍（Leonhard，1957）。然而，在考虑了所有的抑郁病人后，单相情感障碍概念经过 1980 年代初的分类，后被取消。当今我们讨论的以抑郁为主，抑郁发作分为轻度、中度和重度。

相反的，随着时间的推移，双相概念变得更加宽泛和混杂。起初躁狂症精神病只包括曾患过完全躁狂、需要住院的患者，而后我们加入了轻躁狂发作，尤其是这个阶段之前还伴有抑郁发作；因此 II 型双相情感障碍在 1976 年由丁纳（Dunner）和葛森（Gershon）独立出来，II 型以住院的抑郁症患者和之前有过躁狂症缓减阶段为特点。

双相 II 型在 DSM－IV 中的诊断标准

A. 在至少连续 4 天的一段时间内，每天出现明显异常且持续的心境高涨、膨胀或易激惹，与正常非抑郁心境显著不同。

B. 在心境紊乱时期，存在 3 项（或更多）以下症状（如果心境仅仅是易激惹，则为 4 项），持续存在且达到显著的程度。

（1）自我评价提高或自我膨胀；

（2）睡眠需求减少（例如，仅 3 小时睡眠后就感到休息过了）；

（3）比平时更健谈或有持续讲话的压力感；

（4）意念飘忽或主观感觉到思维奔逸；

（5）随意转移（例如，注意力非常容易被无意义的外界刺激吸引）；

（6）目的导向的活动增加（社交的、职业或学业的、性的）或精神运动性激越；

（7）过度参与那些使人愉悦但可能产生痛苦后果的高风险活动（例如，无节制、非理性的购物，不计后果的性行为，非理性的投资）。

C. 发作伴有明确的功能改变，个体无症状时没有这种情况。

D. 心境紊乱和功能的改变可以明显地被他人观察到。

E. 发作没有严重到足以导致显著的职业或社交功能的损害或必须住院治疗，不存在精神病性特征。

F. 发作不能归因于某种物质的生理学效应（例如，滥用药物或其他治疗）或者普通疾病（例如，甲状腺功能亢进）。

环性心境障碍

1882 年，卡勒鲍姆（Kahlbaum）将环性心境障碍描述为躁狂和抑郁之间的转换，无认知变更，与循环型躁狂症相对。他的学生，海克（Hecker）在 1898 年将环性心境障碍描述为一种与躁狂和抑郁状态相联系。这涉及双相情感障碍中的逐渐缓解的慢性形式，而且期限不定。该形式被认为是双相情感障碍的一种良性形式，伴随着长期或近期的发展。患病率约为 0.4% 到 4.3%。

H. S. 阿基思卡尔所认为的环性气质

1. 未确定的成年早期初次发病年龄(<21 岁)

2. 伴心境发作快速循环,正常心境间歇期少。

3. 双相障碍的特征是从一个发作期到另一个发作期的突然变化,伴有主观表现和行为表现。

4. 主观表现:

   a) 渴睡和不想睡觉交替出现;

   b) 悲观主义、反复考虑和乐观主义、大意欠考虑交替出现;

   c) 思维混乱和思维敏锐、富有创造性交替出现;

   d) 不定的自尊,在低自信和过度自信间摆动。

5. 行为表现(更具诊断价值):

   a) 睡眠过度和睡眠需求减少交替出现;

   b) 社交退缩和社交寻求交替出现;

   c) 寡言和健谈交替出现;

   d) 原因不明的哭闹和过分开玩笑、戏弄他人交替出现;

   e) 完成工作数量和质量不稳定,伴随异常多的工作时长。

环性心境障碍的发展是慢性的,并且发作频率明确,以至于 DSM - IV 会因两个月内未发作而将这种诊断排除。这些发作的强度很低,但频率会随着社会精神学层面上的各种复杂的行为变化而变化。

接下来,真正的革命来自阿基思卡尔(Akiskal et al.,1977)的工作。他提出了双相障碍的间歇期,提供了临床症状。后者定义为存在于个性中隶属于更加先天性的、遗传的和生物学的部分。

阿基思卡尔于是描述了不同的情绪：循环型精神病的、心境高涨的、恶劣心境的、易激惹的，以上这些组成了诸多的疾病症状：

- 环性心境障碍性格定义为，没有达到轻躁狂或抑郁诊断标准的轻躁狂和抑郁发作的慢性周期演变；
- 心境高涨以那些活泼和充满力量的人为特征，显示出自在和热情洋溢，这种性格以长期的间歇性轻躁狂为特征；
- 恶劣心境涉及那些倾向于以悲观的方式分析人生，且会用负面思想看待一切的症状；
- 易激惹适用于那些生气是家常便饭的人，它可以看作是心境高涨和恶劣心境的混合体。

如果对阿基思卡尔来说环性心境障碍是双相情感障碍的基础，很多其他研究者则将其当做双相情感障碍的一种亚型，它通常会演变成该症中的Ⅱ型，或者有可能变成Ⅰ型。

之后，阿基思卡尔和萍陀（Pinto）引入了双相谱系概念。他们因此区分了双相情感障碍的 7 种不同形式，其中包括了轻躁狂。例如，Ⅲ型双相情感症（Akiskal，2000）涉及有该症病史的患者在接受抗抑郁治疗后表现出抑郁和轻躁狂。

情感分裂症在分类上的难题长期萦绕在临床医生心中并且至今仍未解决。诊断标准可见附录 1。一些研究者认为，在一个真正的病理学连续体中存在着一种双相情感障碍和精神分裂症之间的转换形式；另一部分人从中发现双相谱系是不可分割的疾病实体。

双相谱系目前的概念

双相谱系概念推翻了过于简单的二分法——Ⅰ型和Ⅱ型两种

双相情感障碍。我们现阶段知晓，该谱系包含了新的疾病实体，如轻躁狂发作、短循环轻躁狂发作、环性心境障碍、伴有抑郁的心境高涨以及抗抑郁治疗下产生的心境转变。

因此我们将双相情感障碍的四种主要类型描述为：

双相情感障碍Ⅰ型：至少表现出躁狂发作；

双相情感障碍Ⅱ型：重性抑郁，伴有自发的轻躁狂发作；

双相情感障碍ⅡⅠ/Ⅱ型：重性抑郁，伴有环性心境障碍；

双相情感障碍Ⅲ型：重性抑郁，伴有轻躁狂或者治疗后的轻躁狂；

双相情感障碍Ⅳ型：重性抑郁，伴有心境高涨。

除了以上这些主要形式外，研究者们还加入了以下亚型：双相情感障碍Ⅴ型（循环性抑郁伴有家族双相障碍病史），依据克莱尔曼（Klerman）的Ⅵ型（循环性躁狂，抑郁的转变不明显）。阿基思卡尔和萍陀（1999）在他们的分类中加入了其他亚型：双相情感障碍Ⅰ/Ⅱ型（分裂性情感障碍），ⅠⅠ/Ⅱ型（慢性轻躁狂）和ⅢⅠ/Ⅱ型（由兴奋药诱发的情绪不稳）。除这些新形式的描述外，围绕 DSM‐Ⅳ‐TR 标准下的严格的轻躁狂定义的讨论也展开了。今天我们认为，持续两天的轻躁狂类迹象就可以进行轻躁狂诊断。

这一现代双相情感障碍的概念化回应了疾病类型的多样化。它的革新意义在于提出了从单相障碍到Ⅰ型双相障碍的真正的情感障碍连续体。

双相情感障碍：数据和患病率

一 些 数 据

- 世界人口 1.2％：双相情感障碍Ⅰ型或者前躁狂症精神病。
- 6％至 12％双相情感障碍。
- 双相情感障碍中 18％是Ⅰ型。
- 20％至 30％的抑郁症患者咨询的是普通科医生。
- 部分形式从儿童期就开始了(我们因此常发现家族遗传)。
- 诊断很困难。
- 治疗滞后加重了病况。

各大洲类似的患病率

如果说全世界的患病率是 1.2％,全体人口调查显示中间比率约为 1％：拉丁美洲和亚洲 0.5％,美洲和欧洲 1.5％。

双相谱系概念的出现和双相情感障碍的发病率有着密切联系。目前,随着双相情感障碍临床形式的多样性而出现了"未定型",双相情感障碍缓解的患病率被某些研究估计为总人口的 5％至 12％,轻躁狂的患病率约为 3％(Angst,1992)。

Ⅱ型双相情感障碍的诊断概念已经有 30 年,常规概率受到克制,严格的轻躁狂定义使这一概率严重缩水,为 0.5％。如果我们加入那些短暂的轻躁狂患者,也就是说 2 天的持续时限,他们的患病率为 6.4％。昂斯特(Angst et al.,2003)和贾德(Judd et al.,

2003)指出这些患者应和其他双相障碍症患者一样受到重视,他们的发展从长期看是类似的(Lakshmi, 2005)。在临床人口上,我们估计双相情感障碍在普遍的精神病学诊断中为 10％ 到 15％ (Rouillon et al. , 1997)。因此,六个人中约有一个患有此症。

如果双相情感障碍的频率不受主体人种文化起源的影响,易感性则看起来正好相反,随着文化的不同而表现各有差异。例如,在土耳其和摩洛哥进行的研究展现出某些多样性,躁狂发作比抑郁发作占优势;同样,天气因素也有可能影响双相情感障碍的表现。比法国的气候更加阳光、更加干燥以及更加炎热的地中海气候在双相心境障碍发作中或许起了作用。此外,社会节奏的变化,例如斋月的禁食,同时改变了饮食和睡眠的昼夜节律,扰乱了双相障碍患者的情绪,带来了紧张情绪增多、失眠甚至躁狂的复发(Mirabel-Sarron et al. , 2006)。

这些结果只是基于一个有限的患者群线索,亟待考证。

基于性别和年龄的患病率

基于性别

双相情感障碍在男女上的患病率是一样的,无关他们的社会文化根源和社会经济层次。然而,在女性身上更易出现抑郁,而男性身上则更易出现躁狂。另外,女性更容易出现逃避思想和随意转移,男性则更容易活动过度、自我评价提升以及冒险行为增加。

基于年龄

双相障碍的起始年龄主要在青少年结束时或者成年之初(平均 15 至 25 岁)。该症在青春期初始就可能爆发并持续。在老年人中,这往往和他们的大脑病理学有关(Tohen et al.,1995),或者受有毒物质的影响。该病的初始年龄非常难以确定,因为研究表明结果的对比标准不一致(第一批迹象的出现年龄、第一次诊断时的年龄、第一次治疗和住院的年龄)。古德温(Goodwin)在1990年发现了平均起始年龄为 28.1 岁和 30 岁中期。其他的资料是以 5 年为一个划分阶段,同时显示出一个更加早熟的峰值(15—19 岁),紧跟着另一个没有那么高的峰值,相差 5 年(20—24 岁)。其他科学家区别了两种类型:早熟初始和延迟初始,前者更接近精神病的迹象。无论哪种形式,双相障碍初始年龄的多样性报道都有依据。

相关障碍影响了诊断

20 年前,我们只关心双相障碍的急性发作期,探讨发作间隙的"间期",最近十年的革新致力于急性发病之间的持续障碍研究。

该症和另外一种心理学精神障碍(合并症)的联系是很重要的,即使有时候要判断障碍症状掩盖下的真正的合并症是很困难的。它包含了 60% 的双相障碍症患者,其中三分之一是Ⅰ型(Colom et al.,2006)。

双相情感障碍Ⅰ型及其共病现象

	ECA	法　国
惊恐症	11.6	16[*]
一般性焦虑症	—	
恐怖症	3.2	11[*]

(续表)

	ECA	法　国
心境低落	41	
强迫症	8.7	3 *
毒物癖	7.4	80
嗜酒癖	4.6	3.3
反社会人格	7.9	

* 研究中查询不到的数据

（根据 Henry et al.，《Anxiety disorders in 318 bipolar patients》，J. Clin. Psychiatry，2003.）

　　1990 年代流行病学的诸多伟大研究确实展示出双相情感障碍在大部分情况下和至少一种共病现象有关(Tohen，Goodwin，1995)，最常涉及嗜酒癖和毒物癖，然后是焦虑症尤其是惊恐症，之后是强迫症(Niro et al.，2001)。双相情感障碍是一种病理学精神障碍，它的伴发病最常见的是嗜酒，嗜酒大大加重了预后并且使诊断更加困难。

　　焦虑症

罗伯特·舒曼

　　他是家中五个孩子里最小的。他的父亲和母亲及其他家庭成员都有精神不稳定的迹象。他被描述为情绪紧张、温柔、理想主义和幻想主义。因对香槟和烟的热爱而闻名，挥霍金钱，他对音乐和诗歌充满激情，自他开始学习法律后情绪的剧烈改变与他一生相伴。18 岁，他描述了他的第一次发病并称之为他的"疯狂"："我的心脏剧烈跳动以致我生病了，我变得苍白……经常，我有种死了的感觉……我有种失去理智的感觉……

我当时是发疯的。"第二年,他变得完全不同:兴奋、活跃以及多产。"有时,我被音乐填满,被节奏浸透以至于我想写什么都能够创作出来。"他用四天时间创作了一曲交响乐,而相反地,在欣快症发作期间总是因抑郁而闲逛。直到最后一天,他的妻子描述了他极度动荡的情绪。

(根据 Kay Redfield Jamison, *Touched with Fire. Manic Depressive Illness and Artistic Temperament*, Free Press Paperbacks,1993.)

焦虑症占据了主导,超过50%的患者表现出至少一种相关的焦虑症(Henry,2003;Perlis,2005)。除了双相情感障碍额外的症状学和复杂内部分类,它们经常是诊断出错的根源。在所有焦虑症发病前系统地引入双相情感障碍看起来是合理的,尤其是惊恐症,或者在焦虑症循环变化前(Gorwood,2004)。

我们会展现每种相关的焦虑症并以它们的可能性进行排序,其中最主要的是惊恐症,存在于三分之一的病例中(McElroy et al.,2005)。罗伯特·舒曼的记载确切反映这些惊恐症的急性发病。一份准确的关于 318 名双相障碍患者(其中 75%属于Ⅰ型)的法国研究中,16%的患者有惊恐症(Henry et al.,2003)。

古德温和欧文(Goodwin et Howen,2002)指出双相障碍和惊恐症的联系提高了在症状更早和更加强烈的时候作出诊断的可能性。

相反地,有惊恐症的患者患双相情感障碍的概率要远远高于(13%至 23%)一般人(Gorwood,2004)。

TAG（一般性焦虑症）

该症位于第二。双相情感障碍和一般性焦虑症的联系根据研究从 6％至 32％（Gorwood，2004）。

强迫症

该症位于第三，会在自我评价阶段和抑郁发病期间显露出来。根据 ECA 研究，它与精神病症状或者自杀倾向联系更紧密。强迫症的评估因作者而异。对一部分人来说，它只涉及双相情感障碍中的 10％（Akiskal，Placidi et Marremmani，1998）。对另一部分人来说，80％的双相障碍患者忍受着强迫症，其中 50％的患者是循环性精神病，30％属于 II 型（Hantouche et al.，2002）。

社交恐怖症

社交恐怖症的频率更加难以判断。一旦和其他焦虑、物质滥用和抑郁症发病加重联系起来将非常危险。

据研究，早期患病率从 9％提高至 16％。

成瘾行为

文森特·梵高

关于梵高的精神障碍诊断的讨论持续整整一个世纪；羊癫疯、精神分裂、双相、苦艾酒中毒、卟啉病、脑膜炎引起的头晕以及其他……

这些症状中的一部分，例如情绪的骤变、长期的躁狂和抑郁交替、睡眠节奏的改变、极强的应激性、视听幻觉、暴力、烦躁不安、嗜酒，以及青少年末期开始表现的心境循环、随着时间推移智力上的恶化，躁狂和抑郁的交替更为严重，以上毫无疑问佐证了他的双相障碍。

尽管他遭受颞叶癫痫这一论题很有意思很像真的，他的病史以及家庭精神病史也许可以证明他何以受着两种病的折磨。

多亏了他庞大的书信集，我们能够重新认识因心境高低而变化的艺术绘画产量，并将之与他的心境变化作比对。

夏天是他情绪最高涨的时候，也是他能够创作更多作品的时候。

二月和十一月是"纯粹"的抑郁发作，一月和十二月是"混合"的抑郁发作。

（根据 Kay Redfield Jamison, *Touched with Fire. Manic Depressive Illness and Artistic Temperament*, Free Press Paperbacks，1993.）

双相情感障碍患者中上瘾行为的出现频率为普通人的 6.6 倍（Rouillon，1997）。在一般焦虑症研究中，里格尔等（Regier 1990）报告了 I 型双相情感障碍患者终生物质依赖或滥用的发病率为 60.7%。

饮酒过度以 42% 的比例位列第一，包含女性在内；印度大麻的消费量上升 16%（Mc Elroy et al.，2005）。

双相障碍患者的烟草消费量也远远超过普通人群（Lagrue et al.，2000）。除双相情感障碍临床表现带来的有害后果外，这些发病率成了公共健康的真正隐患：躁狂期、循环加速、自杀率上升，缺少后续治疗，治疗延误。

患者滥用物质的危险因得到提早治疗而有所减少（Geller et al.，1998），这至少可以在青少年中有所反映。

双相情感障碍和物质滥用的共病关系尽管广为人知,该关系的特性似乎并未得到清晰确立,这为在不同的假设间进行划分带来了难度:

■ 双相障碍和成瘾症诊断上的混淆;

■ 双相情感障碍患者更易受成瘾症的危害;

■ 物质滥用引起的双相情感障碍代偿失调;

■ 共有易感性因素(Aubin,2006)。

如果我们将进食障碍纳入成瘾行为,10％的双相障碍患者会同时罹患暴食症,饮食过度痴肥症则占了双相障碍患者的20％。

体重增加存在多因素:可能是强制摄入的食物和碳水化合物,也可能是治疗或者经常坐着的结果。

58％的患者有中等程度的肥胖症(BMI 25 至 29),21％有病态的肥胖症(BMI 29 至 40),只有 5％的人 BMI 超过了 40(Mcelroy et al.,2004)。这种重量上的负荷会导致习惯性的第二大效应:糖尿病、心血管问题……

人格障碍

如果我们拿美国的精神障碍分类体系(DSM‐IV)或者联合国卫生组织的标准(ICD‐10)作为参考依据,人格障碍和 30％的双相障碍有关(Colom,2006)。

在斯齐亚沃尼等人(Schiavone,2004)的一份研究中,人格障碍中与双相情感障碍联系最为密切的为:边缘型人格(41％)、自恋型人格、(20.5％)、依赖型人格(12.8％)、表演型人格(10.3％)。

在确认人格障碍时,如果有干扰性的急性躁狂或者抑郁发作假象则需要更加谨慎。相反地,在情绪障碍的自由期,某些患者有人格障碍中容易引起幻想的行为:不合适的态度、刻板行为和人际关系变化(Henry,2005)。

"极端"人格的特例(边缘型)

"边缘型"人格这一主题值得我们关注一下,一方面与双相障碍联系较多,另一方面由症状学对其建立诊断较困难。

阿基思卡尔等人(Akiskal et al.,1985)认为合并症的概率为25%;扎纳里尼等人(Zanarini et al.,1998)认为是35%—52%;斯齐亚沃尼等人(Schiavone et al.,2004)认为是41%;伯纳兹(Benazzi,2005)认为是46.3%。

"极端"人格临床症状可以提出差别诊断的问题,如此有时可以引起双相情感障碍的情绪多样性。

"边缘型"人群以冲动的性格、情绪骤变和易发生自杀危机为主要特征。

边缘型人格症状摘要(DSM-Ⅳ标准)

- 害怕放弃,无论真实或想象,都尽一切可能将其避免。
- 激烈而不稳定的人际关系,从极度的理想化到失信。
- 身份的混淆:自我评价持续、显著地不稳定。
- 强制行为(消费、物质滥用、性……)存在于对人体有潜在危害的至少两个领域。
- 自杀念头、自杀倾向、自伤。
- 因情绪变化(烦躁不安、易怒、焦虑)紊乱的情感关系。
- 长期的空虚感。
- 情感失控(生气、争吵)
- 可能形成被迫害妄想观念或者压力造成脱离社会症状加重。

这些类似处也反映了某些研究者提出的从双相障碍谱系里划分出边缘人格的想法(Stone，1980)。

阿基思卡尔认为个性病理学行为应被理解为情绪病理学的结果而非根源。另外，个体的性格特征也是躁狂症形成的因素之一。它们代表的多为发病的后遗症。

病　　程

4/5 的患者在接受初次治疗后出现了复发。非治疗阶段的平均发病率为 4 到 12 个月。

应该:

- 首先评估自杀风险;
- 评估合并症的出现可能;
- 评估社会反应，这一点对 2/3 的患者都很重要(职业问题、夫妻问题、冒险行为、不法行为、反社会……)。

自发的演变

发作频率随疾病而异。一个循环是指两个阶段开始时间的时间间隔。发作重复越多，循环越短。

研究表明随着发作的重复，循环期限则在缩短。随着时间的推移，克雷丕林认为 40 岁后阶段会缩短。不是所有现阶段的研究都证明了这个现象。

在没有治疗的情况下，就像传记教给我们的，著名艺术家展现出了很高的创造力。创造力可以是多产的、有组织的，但遗憾的是,在很多情况下会导致行为的完全分散以及对于个体自身的危害。

发作持续时间

躁狂发作初期通常是最快的(几个小时到几天),抑郁发作则更加循序渐进(几周)。

抑郁发作的持续时间是 6 至 18 个月,即平均为 1 年(非治疗阶段)。躁狂发作的持续时间要短得多,从几周至几个月,平均为 1 至 3 个月(非治疗阶段)。

快速循环例外

快速循环被定义为躁狂和抑郁转换时间极短。包含 12% 至 24% 接受治疗的双相障碍患者,女性为主。在 30% 至 40% 的情况下有可能会受到抗抑郁症处方的诱发。

适用于 Ⅰ 型或 Ⅱ 型双相情感障碍,在 12 个月内至少有 4 次符合情感双相障碍发作。

根据 DSM - Ⅳ

在最近的 12 个月内至少有 4 次心境发作符合如下诊断标准:重性抑郁、躁狂、混合或者轻躁狂。各次发作至少被 2 个月完全或部分缓解间隔,或者转到相反极性发作(例如,重性抑郁发作转到躁狂发作)。

轻躁狂确实带来了很好的治疗效率,但是也会创造出相对大的困难。我们经常会注意到,通过镇静剂和酒精在抑郁发作时进行自我治疗,在轻躁狂发作时会出现兴奋剂滥用。

治疗下的演变

凯·雷德菲尔德·杰米森协同作用和双相情感障碍

凯·杰米森（Kay Jamison）1946 年 6 月 22 日出生，心理学博士和作家，对双相情感障碍感兴趣，自己也受病症之苦。

杰米森博士有洛杉矶大学心理学博士学位，之后在那里开始了职业生涯。她所著《躁郁症》（*Manic-Depressive Illness*）一书（合著 Frederick K. Goodwin, 1990 et 2007）成了这一主题的经典。她还在著作《疯狂天才》（*Touched With Fire*）中表达了对双相障碍（环性心境障碍）和创造力的联系的兴趣，该书1993 年在美国出版但没有翻译成法语。

在洛杉矶大学学习期间，杰米森的躁郁症爆发了，从此影响了她的一生。她发现她父亲那边整个家族的躁郁症病史，他也遭受了类似的躁郁症折磨。在一次采访中，她自称是一个"情感丰富"的人，向往自由和安宁，但比起无聊单调的人生更偏爱有着"铁一样纪律的喧闹"。

在她的传记《不安分的脑袋》（*An Unquiet Mind*）中，她总结道："我已经很久不发火了，世界也变得干燥讨厌。生活太过复杂，一直在突变，失去了原来的色彩。"

1970 年代锂盐的引入极大地改变了双相情感障碍的演变。据报道，锂减轻了症状阶段的发病程度（Goodwin, Jamison, 1990），但实际持续时间和频率几乎没有改变。

对于治疗下病程的演变，凯勒认为和阶段的性质有关：躁狂发作是 6 周，抑郁发作是 11 周，混合状态是 17 周。

混合状态期间更容易复发。研究中最常提及的复发因素是：糟糕的疗效、药物剂量减少、社会精神压力突现以及治疗后耐受性现象。

演变还与其他因素有关，例如：

■ 家庭躁郁症病史的缺失；

■ 社交圈质量；

■ 和其他精神病症或症状初期所表现障碍的联系；

■ 在接受有效治疗前的时间延误；

■ 抑郁发作开始；

■ 治疗初期糟糕的治疗反响；

■ 快速的循环形式。

好的预后和提早诊断分不开，同时要及时治疗以尽量减少私人的、社会的和职业的负面结果，这可能会导致慢性病理：

> "当我们看到急性情绪发作期逐渐减缓时，我们发现一个完的减缓的突然到来只涉及约 50% 的 II 型双相情感障碍病例"(Judd et al.，2003)。

因此，II 型通常在更多阶段伴有没那么好的临床演变。尽管这是一个相当稳定的阶段，5% 到 15% 的患者会从躁狂发作转向双相情感障碍 I 型。双相情感障碍 II 型患者的诊断和治疗类似于单相情感障碍，因为患者只在感到郁闷的时候咨询医生。我们会从第三章开始以奥德利的临床病史来看这一案例。

长期演变

疾病的长期演变不容易重建。从全球看，疾病的预后看起来还是不错的，但也存在着一些不好的演变，尤其是在快速循环的情形下，或者在持续轻微症状的情况下。

长期演变以三种值得注意的负面结果为特征：自杀、有毒物质滥用和社会精神病学影响。

欧内斯特·海明威

像舒曼和梵高的家庭一样，海明威有很多亲戚患有抑郁症。

我们统计了其家族两代里多于4次的自杀者：他的父亲、母亲、姊妹和他自己。

欧内斯特，和他的医生父亲卡拉伦斯·海明威一样，从极度的躁狂和热情到最深沉的抑郁。

1961年，经过住院和电休克治疗抑郁症后，他像他父亲一样用一颗子弹结束了生命。

双相情感障碍一代代的传播仍在此继续，他的儿子格雷戈里在1987年的一次访问中说他已经遭受过7次"紧张的抑郁"并接受过若干次电疗。

（根据 Kay Redfield Jamison, *Touched with Fire. Manic Depressive Illness and Artistic*, Free Press Paperbacks, 1993.）

自杀危险增加

在一本期刊中，古德温重新报告了双相患者平均自杀率为19％，根据研究有自杀倾向的概率为25％到50％，10％自杀成功。

双相情感障碍患者中，Ⅱ型患者的自杀率要高于Ⅰ型。

因此，自杀行为（企图和自杀）是双相情感障碍的主要隐患，哈里斯和巴勒克拉夫的元分析显示，概率已经发展到比普通人群高出 15 倍（Harris Barraclough，1997）；与住院阶段、毒物癖以及家族双相情感障碍病史有关联（Lopez，2001）。

最新发现的自杀危险元素有：

- 障碍症提早来临时的初始年龄；
- 抑郁、混合以及因躁狂而表现出烦躁心境；
- 抗抑郁治疗后的突发躁狂发作；
- 快速循环。

幸运的是，双相情感障碍的治疗对自杀有着很好的预防作用，患者在疗效上的进展降低了自杀率。

上瘾行为和法医学问题

这是双相情感障碍中两个主要的后果。

躁狂发作抑制解除的危险性常常被低估，会有从身体暴力到性侵犯的可怕行为。

尽管受到规章和立法的制约，法医学数据仍很难解释。这些数据着眼于精神障碍、智力推迟、成瘾或者严重的个性障碍，然而我们观察到情绪障碍，尤其当它还伴随着精神病症状时，它与犯罪行为和精神分裂症的联系一样。

双相情感障碍和犯罪的联系主要和酒精中毒、毒物上瘾有关，这在年轻人中尤为常见（Rouillon，2004）。

这些行为因此提高了急性发作频率和自杀危险。

社会精神病学和家庭的影响

社会影响深刻。社会家庭和社会职业影响至关重要：只有25％的双相障碍患者与他人共同居住生活，60％没有稳定的职业环境。

根据美国躁郁症协会数据,只有 37% 的患者在美国有工作。这个概率在英国为 46%。在法国,罗曼斯等指出(Romans et al., 1992),51% 的患者没有带薪工作,22% 只是做兼职,只有 16% 的人有全职带薪工作。此外,已婚患者的在职率要高于未婚患者。涉及同居生活方面,4/5 的患者因该症分手或离婚。

对很多患者来说,大额借款和债务出现在躁狂发作期,而对抑郁发作行为的忽视则改变了家庭和职业生活。

如果患者没有正确认识他的疾病以及他的病理学情绪变化,他就有可能低估社会精神病学带来的各种后果。

该病不仅影响配偶也影响患者周遭的所有人,该影响在 90% 的情况下和病症的严重程度成正比。对双相障碍患者的诊断对整个家庭来说不容易被接受也不容易被理解。然而,周围人不应该和该疾病的信息和治疗保持距离,更何况他们也将遭受该症的有害结果。

若干情绪,有时候是相互对立的,都蜂拥而上,因举止的改变带来害怕、不安,还要面对他人的目光,生气与快感消失后的消极、兴奋,各种形式的物质滥用。每个人都以自己的方式反应,用等闲视之、自我保护、攻击或者拒绝,还经常因没达到预计的严重程度而有犯罪感(Gay,2008)。

双相情感障碍的根源

双相情感障碍的起因并不单一。它由一连串的因素决定,完全的易感性-压力型在现阶段非常有名。它涉及遗传易感性,且和环境因素、生活事件中的应激源相互影响。

　　双相情感障碍确切地说不是一种遗传病,尽管一种特殊的易感性有可能通过基因遗传。但是患者也可以自发地携带这种易感性。压力因素也许是引发患者脆弱情绪的触发器。

遗传易感性

弗吉尼亚·伍尔芙

　　弗吉尼亚的家族精神病病史让人印象深刻。

　　她的祖母、母亲、姐姐、哥哥和侄女都有循环抑郁症;父亲和另一个哥哥患有环性心境障碍,而她的表弟詹姆斯因躁狂症被关入精神病院。

　　她本人也定期地因躁郁症精神病住院。

　　顺着这些"声音",她有着给这些思想和情感的混沌赋予意义的天赋。

　　在围绕"灵魂的暴力情绪"的理解争辩中,她以雄伟而独特的方式表达了自己对生活的焦虑不安和矛盾情绪。

　　她发散性地描述世界的能力来自自己飞速的情绪和思想改变;她懂得在抑郁发作时,从自己的幻想中汲取力量。

　　"发疯的经历是恐怖的,我向你们保证,不应被低估,正是在这'火山熔岩'里我找到了写作的要素。"

　　(根据 Kay Redfield Jamison, *Touched with Fire. Manic Depressive Illness and Artistic Temperament*, Free Press Paperbacks, 1993.)

　　家族研究、双胞胎研究和领养研究结果和在双相情感障碍突然出现时强调遗传因素的重要性一致。然而，传播的方式仍未知晓。在染色体水平上（细胞核脱氧核糖核酸）使用标记的研究还不能确切证明一种或者几种基因的介入。好像单基因遗传只涉及特定数量的双相障碍家族。双相情感障碍中的大部分可能都有一个复杂的、多基因（多基因赋予的易感性）、多因素的病原学（非基因因素的介入）。

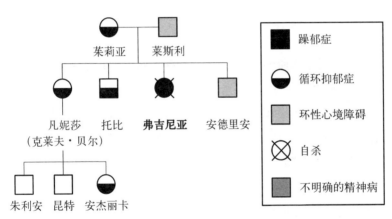

图 1.1　弗吉尼亚·伍尔芙基因家谱摘要

　　双相情感障碍的患病风险在患者近亲属中高 10 倍。

　　在真正的双胞胎中，如果其中之一得了病，另一个的患病率为 40％到 70％。因果关系意味着真正的双胞胎分享着同样的染色体遗传物质，因此两人都带有该疾病。

　　传播方式包含若干基因，其中异常的基因会因环境因素显示出来。

环境因素

除了现在的情况，也有很多是以前生活的结果，就像早熟情感的转变或者生活事件的压力。所有的处境通过社会、家庭、职业和昼夜节奏的改变使得双相障碍患者变虚弱。这些紊乱需要患者适当增加活动，而这并不总是能够成行。

波斯特（Post），"在他的'兴奋'理论中强调随着时间的推移情绪发病加速，压力性格越来越严重地引起了'复发的火星'"。

补充的生物学因素

双相情感障碍的生物学根源来自不同角度：神经化学、神经内分泌、神经解剖学。

神经化学假设非常复杂，不仅包括在神经细胞中传播信息的化学分子系统（神经递质，例如去甲肾上腺素、血清素、多巴胺、氨基丁酸、乙酰胆碱……），也包括神经内分泌系统（身体周围神经系统通过大脑尤其是下丘脑的激素分泌进行调节）、神经营养因素和机体防御性免疫系统。

■ 现阶段主要的研究数据表明：

→ 病症皮层的去甲肾上腺素激活系统异常，而血清素激活异常可能是所有情绪障碍和焦虑症的共同现象；

→ 肾上腺胆碱平衡失常理论（躁狂发作时肾上腺素分泌增加和抑郁发作时胆碱分泌减少）一直是热门理论。和 γ - 氨基丁酸一样，多巴胺在双相情感障碍中也有涉及，其血浆浓度的下降可能是双相障碍一个显著的特点；

→ 其他假设可能涉及在调节特定神经递质上的敏感性引起

神经转导系统紊乱；

→　内分泌动态测试的异常及钙代谢异常；

■　神经内分泌假设。

总体上，文献数据无法指明双相情感障碍里特定的内分泌腺特征。然而，甲状腺机能失调可能更加频繁出现，尤其是在快速循环中。

双相情感障碍发病机理中的生物学节律假设依靠两种类型的数据：秋天和春天的季节性峰值以及双相障碍患者昼夜节律异常（睡眠节奏）。

马勒科夫·施沃兹等（Malkoff-Schwartz et al.，2000）指出，相对其他形式的压力，对日常社交影响最大的干扰事件有就餐、睡眠、运动。

心理因素

个体心理学因素

在心境障碍阶段，双相障碍患者的情绪反应与控制组患者相比更为严重。

尽管存在争议，一般认为双相障碍患者间歇期的人格特征中的外向性包括冲动性、社交性和强迫性三个维度。

有些假设是关于人格和双相情感障碍之间的联系属性（Hirschfield et al.，2000；Akiskal et al.，2000；Goodwin et Jamison，1990）。以上三个维度主要假设：人格特征是否容易导致心境障碍；躁郁症发病是否改变了人格并提高了易感性；人格障碍是否是急性发作期的残留症状。

多项研究包含了双相障碍里的神经心理学病症。相反地,这些病症没有精神分裂症那么重要、那么剧烈。

躁郁症的躁狂和抑郁发作伴随着注意集中和下决定的困难。

这激发了德米丽等(Demily et al.,2008)通过神经心理学演变的联系对从双相情感障碍中区别出精神分裂症的可能性提出了疑问。

所有新的科学数据都需要证实,各种文献都有限制条件,使得它们不能得到推广:患者样本太小、措施执行不协调、因没有考虑到并发症而使得认知发生偏差(焦虑并发症,神经毒物滥用,例如酒精会对整体认知机能造成负面影响)。

易感性压力模型

在生活的各个事件中,要区分心理社会因素倾向(易感性因素)和加速或发作因素。对罗杰斯来说,两种理论都是可能的。根据第一种,易感性和爆发因素相加。根据第二种,加速因素的基因抑制后果有可能因易感性因素增加而几乎没有基因抑制。目前,没有一项数据可以证实两者(之一)。

新的研究有模型化倾向,且认为个性因素和生活事件相互影响。个性因素可能是生活事件和心境障碍阶段的中间因素,这可以解释在同一事件中,个体间的反应不同。

普斯特的易感性压力模型被其他研究者接受,加入了心理学因素和生物学因素:生物学因素成了事件和心境障碍的界限。环境压力激活了某些引起生物神经变化的基因,这些基因决定了心境障碍阶段。这些压力因素类型多样:昼夜节律异常、社会节奏紊乱、离异、哀伤、不和谐的夫妻关系和工作争端。

双相障碍如何产生？

病症的易感性因素	发 作 因 素
■ 遗传因素 (Leboyer，Gorwood，1995)。 易患以下疾病的相对危险性： 　　—动脉高血压 　　—糖尿病 　　—牛皮癣 有基因因素但发作和严重程度 与其他因素有关，尤其是： ■ 环境因素 提早发生的生活事件（衰亡、分离、缺乏营养），或者一生中所有的事件都是延迟的，双相障碍患者除急性发作期外抗压能力尤其脆弱。 急性发病往往由生活中的事件引起。 某些个性行为，例如情绪不稳使得抗压能力更弱，也解释了印度大麻的高消费频率是为了获得情感上的稳定。这种自我医疗是一种沉淀因素。	■ 自发的季节因素 ■ 压力因素 （病理学发作和急性阶段加快发作）： 　　—工作 　　—怀孕 　　—情感创伤 　　—生活节奏紊乱 ■ 积极的压力因素： 　　—婚姻 　　—生产 　　—晋升 ■ 负面的压力因素： 　　—损失 　　—悲哀 　　—断绝 　　—困难 ■ 脆弱阶段： 　　—青少年时期 　　—月经期前 　　—怀孕 　　—3岁初 ■ 生物节律紊乱： 　　—睡眠节奏中断 ■ 物质滥用： 　　—精神兴奋剂 　　—可卡因、安非他明、高纯度可卡因、酒精 　　—治疗厌食症药物，防疟疾的皮质激素。 ■ 中断或者没有好好接受调节情绪的治疗。

　　部分研究者，如普斯特，认为压力事件的突然出现会使主体变得敏感，逐渐使强度更低的事件更易致人脆弱。

　　就像在他的"激发"（kindling）解释，普斯特还提出了一个神经生物学模型：中枢神经系统保持了压力"记忆"和外在阶段"记忆"，使其在通向自持进程时越来越脆弱。

治　疗

　　尽管在几年内,研究者以单一的生物学方式靠近双相情感障碍,目前的倾向是考虑生物、基因、社会精神因素更加整合的途径;这些方面会在接下来的章节里展开。

需要记住的方面

1. 这是一种常发病。

2. 它涉及所有人口和国家。

3. 非治疗情况下,最大的风险是自杀。

4. 对它的诊断仍然太晚(平均为 8 年)。

5. 不治疗或治疗不好,对自己、对家人以及对社会的后果是无法估计的。

6. 药品要持续、有规律地用于临床缓解阶段。

7. 药物治疗基于情绪调节处方。

8. 其他心理疾病或者医学疾病可能会有联系;进行系统研究以适应治疗非常重要。

9. 双相障碍的并发症来自上瘾行为(酒精、毒品……)、强迫行为和自杀举动;患者的家庭平衡通常是紊乱的。

10. 双相情感障碍的定义扩大到双相谱系,囊括了至少全球 6% 的人口。

第二章
双相障碍患者应该采取何种治疗方法？

从药物治疗到心理治疗

双相障碍的治疗根据症状不同有若干药物和心理治疗策略。

历史上，双相障碍的治疗主要基于药理学治疗，即基于药物调节情绪，几乎很少有患者可以得到心理治疗。

普遍观念认为，心理治疗对由生物学决定的双相障碍没有什么效果。

然而，随着心理障碍易感性压力模型的发展（第一章），其他发病机理因素也相互联系。因此，尽管有基因基础和神经生物基础，双相障碍的病程能够被社会环境和自然环境所改变。生活中的压力事件、家庭争端、社会节奏不稳（时间生物学）和不接受治疗是最常涉及的不稳定和负作用的社会心理根源。

本章我们将介绍在各种症状出现前就可以开给病人的药物，预防措施和限制。最后，我们将简要地描述各种心理救助措施，尤其是对开始接受行为和认知心理治疗的双相障碍患者。

哪 些 药?

有很多针对双相障碍患者,用来调节情绪的药品,但是也有抗抑郁药、镇静剂……为了在这个药品迷宫中重新找到道路,我们将根据它们治疗情绪的结果来一一介绍,从心境调节开始,以急性期适用药物结束。

区分急性发作期的治疗非常重要(躁狂或抑郁);"巩固"治疗和预防治疗以防止复发。所有这些都是为了神经元细胞层面上的生物调节。某些药品的治疗方式要比其他的有名得多。

我们的大脑有 1 000 亿个神经元,每个神经元包含 1 000 到10 000 个连接点。神经元是一种通常为三角形的细胞,在它的末端有着无数的分支叫做"树突"。神经细胞间存在着化学交流,基于各种神经信息,存在于运动机能、感觉器官,也存在于情感经历。这些交换的分子叫做神经递质,数量为 100 种左右。某些神经元综合了若干分子,它们被储存在小口袋状的"神经节阻断囊"中,以防止它们被破坏。每秒若干次这些化学分子从神经细胞里释放出来然后立即被邻近的神经末梢捕获。大约 80% 的化学物质被捕获,20% 丢失然后再合成。各种神经递质组成大的类别,其中大部分是去甲肾上腺素,5-羟色胺和多巴胺。这个组合实际上涉及所有的神经元,99% 的神经元都运用这几种。

从建筑学角度讲,这些神经元像电话模型那样一个点连着一个点,构成了网状系统(Tassin, 1994)。

另一个组合由 γ-氨基丁酸组成,谷氨酸或者神经肽聚集了约

1 000 到 10 000 个神经元，即 0.5％到 1％的神经细胞。涉及所有哺乳动物大脑内信号的扩散发射过程，实际上在同一个地方（中脑），根据无线电广播模型扩散（类似油渍扩散形式）。它可能涉及神经网络的调节。

在情感障碍里（例如躁狂和抑郁）存在一个神经元间交流的转换。研究团队倾向于将其定义为信息传播异常，一种疾病的化学信号。

不管双相情感障碍里未知的化学功能障碍如何，疾病可以以一种相对有效的借助情绪调节的方式治疗，例如锂或者其他治疗方法。这些药品为何有效的原因并未得到很好的认识。

用来治疗该症的正常心境状态，如何抵消双相障碍在大脑中引起的变化？最近一项研究（Lan et al. , 2007）做了个假设，各种兴奋和抑制的神经递质平衡紊乱，牵涉到大脑的信号发送，这在双相情感障碍中非常关键。这个队伍还假设，锂和其他心境调节剂（例如丙戊酸）重新建立起神经递质在大脑中的平衡。谷氨酸（氨基酸以神经递质的名义起作用）的含量将会提高，但是氨基酸比率在施用心境调节处方之后下降了。γ-氨基丁酸比率将在患病后下降而在接受锂治疗后提高。相反地，肌酸和肌醇将在患病中上涨，但是在情绪药物调节治疗后下降。

有望根据该病的最新生物化学原始数据研制心境调节剂，但是需要进一步研究。

哪些化学物质已获批准？

心境调节剂

亦称为心境稳定剂，这是一种精神类药物，主要用于调节情绪和预防双相情感障碍的复发。

何为心境调节剂？

心境调节剂始见于 1970 年。新的药物面世，它们属于不同的化学派系：锂、抗惊厥或者防治精神病药。

它们的作用机制好像并不相同。

它们的主要作用表现为抗躁狂，防止复发。

它们都存在于血液中。定期的血检是必须的。每种分子以及其他持续的生物副作用是可以监测的。

它们需要得到连续至少五年甚至更久的服用。

治疗不能中断，除非和处方医生探讨，商定情绪调节的替代品后。

可以同时开若干种心境调节剂，但不会一开始就这么做。

何时使用？

它们可以在疾病的任何阶段使用，在急性期也可以使用，因为它们被假设既作用于躁狂又作用于抑郁，既适用于治愈阶段又适用于复发阶段。

相应地，心境调节剂和处方计量学是根据临床表格进行选择的。

一些关于心境调节的想法

"我不想依赖药物。"

"我不想被一种分子控制。"

"它会把我洗脑的。"

"我会没有情绪的。"

"我感到自己毫无生气。"

> "我会没有意志的。"
>
> "我会没有个性。"
>
> "这不是给我的。"

哪些是心境调节剂？

主要是锂和抗惊厥药，最近主要加入了抗精神病性非典型药。

每个患者接受个性化的治疗，基于一种或多种心境调节剂。

这些药物中最主要的是锂，尽管是众多论战的对象，它仍然成为心境调节剂的参考。它由澳大利亚的医生约翰·凯德（John Cade）在 1949 年发现，1960 年摩根斯·舒（Mogens Schou）教授为了锂处方用于双相情感障碍作出了不懈的努力。

锂治疗之父：约翰·凯德和摩根斯·舒

约翰·凯德

凯德，澳大利亚的精神病专家，倾向于假设躁狂状态可能源于体内尿素比率，根据假设他在动物身上试用锂尿酸盐。于是他发现了锂的安抚效果并打算在人体身上进行测试。安抚效果真的很显著，这甚至使他产生了个想法，那就是躁郁症（以前叫做躁郁症Ⅰ型）会因锂的不足而爆发。

然而，锂的毒性致使若干患者死亡，一直到 1970 年之前美国都禁止使用锂。

有效医疗计量和有毒计量太过接近，于是产物的可操作性显得很棘手。一定要等待血液中的锂计量达到合格标准，这样使用才可以获得许可，患者也能一直得到舒适，而不会产生大的风险。

凯德在1969—1970年间担任澳大利亚和新西兰精神病专家学院校长。

1974年他因推进了精神病学而获得Kittay国际奖项(和丹麦的摩根斯·舒一起),1976年获澳大利亚骑士勋章。

摩根斯·舒

舒是精神病专家和生物学家,出生在哥本哈根。

治疗情绪障碍对他来说特别重要,因为他的家庭成员中有很多人都患有抑郁症。于是,在阅读了约翰·凯德1949年发表的关于这种分子的安抚效果的文章后,他很自然地将研究集中在锂治疗的效果上。

受这些研究的启发,他在丹麦奥尔胡斯大学精神病研究学院与同事进行的双盲实验证实了凯德的结论。这是舒关于锂研究的第一个工作。

1960年代,舒和波尔·巴斯特鲁普(Poul Baastrup)发现通过锂的长期治疗可以防止双相情感障碍的复发。

1960年代初,一个新的实验证实了巴斯特鲁普和舒的结论,该实验声称"锂是第一个公认的用以预防最严重的其中一种精神病的药物"。

然而他们的假设受到了英国精神病学协会的质疑。该假设被看成是"治疗神话",以"严重的方法论差距"和"虚假指控"为基础。"反科学道德"等用语自此出现。

舒和巴斯特鲁普于是在锂不足的躁郁症患者身上进行了一项大型的双盲实验(使用锂或者安慰剂);这个研究完全地证实了关于锂的效果的假设;这一研究1970年刊登在《柳叶刀》

*（The Lancet）*杂志上。

锂成了双相情感障碍治疗的首要心境稳定剂。

今天双相障碍患者有机会自主使用药物，这提高了双相情绪调节的效率。

锂

锂适用这两种情况：在躁狂的治愈阶段和预防治愈后向抑郁转变的阶段，快速循环（每年多于四个阶段）或以前没有出现过此症状者除外。锂可以单独用于治疗，或者和镇静剂等合用。

需要生物和临床监督（锂的比例、甲状腺功能、肾功能……），应和患者密切合作；关注副作用和过度剂量危害都至关重要。

的确，在锂治疗过程中甲状腺疾病的发病率约为5％到35％。

造成锂比例（血浆里的锂含量）异常的原因有若干：增长可能源于脱水，必须探索源头（桑拿浴、绝食、带有发烧和呕吐的病毒感染、过度运动加大量出汗……）

锂比例过高的标志是剧烈颤抖、头晕、呕吐、动作协调障碍或者精神错乱。

双相情感障碍的预防治疗以推荐的形式建立；在法国，锂治疗仍然是公认的首要治疗方式。我们估计55％的患者经过3年的治疗对该药品产生了抵抗，只有三分之一的患者经过2年的锂治疗后症状消失。

若干迹象可以预言锂的负面效果：

■ 接受第一次治疗前的发病阶段数量；

■ 抑郁急性发作的各种形式；

■ 酒精和毒物依赖；

■ 快速循环的存在。

■ 和另一种情绪调节剂的联合使用或者替换会产生完全或者部分的抵抗(Vacheron et al. , 2005)。

抗惊厥药物

当患者难以忍受锂治疗或者其带来的副作用以及出现快速循环时，他们往往会选择逃避该项治疗。

→ 痛痉宁

该药常用于快速循环和混合状态治疗，在双相情感障碍的其他阶段作为锂的补充或者替代品。

副作用有，肝脏、皮肤、血液变化，或者药物相互作用会限制其使用。因此，专门的生物监测就非常必要，同样重要的还有血球计数和肝脏功能。

→ 丙戊酸、丙戊酰胺和丙戊酸盐

丙戊酸盐是由丙戊酸派生出来的，然后产生了丙戊酰胺和最近的丙戊酸钠或"丙戊酸半钠"。各种研究都显示了它在治疗躁狂病、混合状态和快速循环上的效果，但在治疗抑郁症上的效果一般。

该药因在对抗锂的适应症情况下治疗躁狂或轻躁狂状态而获得了法国医学市场份额。后续治疗可以在躁狂症的消退期进行，针对那些在急性期回应良好的患者。

→ 拉莫三嗪、奥卡西平、托吡酯

这些治疗惊厥的药物在科学研究上显示了它们的情绪调节作用，每种的效果不同；它们还没有因为这个迹象而进入法国医学市场。

新的抗精神病药物

它们作为医疗替代品出现，并且被越来越多应用于急性状态和预防状态，和传统的情绪调节药物一起投入使用。

→　奥氮平

它在那些对传统情绪调节剂有抵抗的双相障碍患者身上一直都有很好的效果。

世界医学协会认可该药在双相情感障碍治疗上疗效确切："（用于）从一般到严重的躁狂症治疗。预防双相情感障碍患者复发，奥氮平已经在一个躁狂发作期内作出回应。"

→　阿立哌唑

官方文本规定该药适用于：

——精神分裂症；

——双相情感障碍Ⅰ型中的普通到严重躁狂症治疗阶段；

——预防躁狂症阶段复发，针对曾表现出以躁狂发作为主和接受过阿立哌唑治疗的躁狂发作的患者。

→　氨磺必利

尽管不是新的药物，药效也未得到世界医学协会确认，该药因对症状大体上有作用而被广泛应用于双相情感障碍治疗中。

→　利培酮

这种分子对精神分裂症的阳性和阴性症状都有着良好的疗效；有着自己独特的抗抑郁疗效。

它主要用于伴有精神病特征的严重抑郁症患者以及抑郁情感分裂症患者。

各种著作都提出了它对躁狂状态的疗效；它可以被当作一种有利的情绪调节辅助治疗用药。

→ 氯氮平

它对患精神分裂症、情感分裂的患者，以及对锂、卡马西平和双丙戊酸钠有抵抗的双相情感障碍患者有疗效。它适用于传统治疗和快速循环的患者；由于巨大的副作用，它从来不是第一选择。

双相情感障碍的循环属性决定了它经常需要多种治疗方式，诸多研究都证明了多种情绪调节手段联系的必要性。

心境调节的若干预兆(Colom et al.，2006)

这里援引一个例子，西班牙国王费尔南多(Fernand Ⅵ，1713—1759)接受御医皮科－阿鲁发·安德里欧(Piqueu-Arrufat Andreau)安排的治疗：

→ 驴奶；

→ 草本植物糖浆(虞美人)和水田芹；

→ 海龟、青蛙、蛇等做的汤；

→ 灌肠；

→ 樱桃椴花茶；

→ 牡蛎粉；

→ 头浴；

→ 紫罗兰花；

→ 地榆。

情绪调节剂血浆含量有什么用？

情绪调节剂的血浆含量能够控制治疗，确保药物比例在认可的治疗范围里，分子不会达到可能有毒的程度。

这些药物在血液中的理想含量是多少？

治疗时必须达到能够产生疗效的足够高的含量。

对于锂，范围（最后一次治疗结束后的 12 小时）是：

- 即时缓解为 0.5 到 0.8 mEq/l；

- 延长缓解时间则为 0.8 到 1.2 mEq/l；

- 低于上述血药浓度的治疗没有任何疗效，超过则中毒的危险
  上升。

卡马西平的有效血药浓度在 5 到 15 mμg/ml.

丙戊酸钠应在 50 到 100 mμg/ml 的血药浓度。

常规血检通常每六个月进行一次，但在每次剂量变化的时候
都要重做；在怀疑过量或者假设观察实测的情况下，情绪波动时期
（躁狂或者抑郁）也要重测。

治疗时应遵循的规则

需要遵循一些治疗规则（Quintin，2005；Limosin，2006）：

- 无论是哪个阶段都需要接受情绪调节，优先使用疗效好剂量
  小的产品；

- 优先连续治疗一个月和保证每天服药以优化疗效，跟踪治疗
  结果不好时要重新评估情绪调节剂的选择；

- 混合状态时应使用抗抑郁药，在双相情感障碍中限制三环抗
  抑郁药的使用；

- 将同一治疗策略用于若干阶段以使其适应患者的治疗状态，
  尽可能久地维持预防治疗。

目前，通常能被接受的原则是双相障碍患者应接受情绪调节
治疗。

镇静剂

这类药被用于躁狂的急性期或者混合发作的治疗中。

外科医生援救精神病学：亨利·拉伯里

一直到 20 世纪中期，没有一种用于抑制兴奋状态、狂热、幻觉和其他精神病表现的药物。

闭门不出、镇静剂、冷水澡、胰岛素（导致昏迷），在大多数时候成为控制这些阶段的唯一方法，结果往往对患者来说非常惨重。

1952 年，一位军队外科专家，亨利·拉伯里（Henri Laborit）打算在精神病学上使用一种药物，氯丙嗪，用于减缓术后休克，过程中他发现它能够使患者安静、冷淡。

烦躁、发狂或处于精神兴奋状态的患者用药后有如上描述的效果。

在经历常见的对新事物的迟疑后，氯丙嗪被广泛使用并长期成为镇静剂的第一选择。

什么是镇静剂？

镇静剂是指对精神病治疗有效的药品。直到现在，所有的镇静剂都有对抗多巴胺的属性。

尽管存在一些负面效果，但它的功效还是占主要地位。

什么时候开这个药方？

使用镇静剂主要目的是快速控制症状（冲动的性格、烦躁不安、好斗性等），为了避免患者遇险以及使他们快速找回良好的社会心理机能。

哪些是镇静剂？

主要的镇静剂

传统的	立即作用： 氯丙嗪 氰美马嗪 羟哌氟丙嗪 左美丙嗪 哌泊噻嗪 氰噻嗪
	延迟作用： 可注射的羟哌氟丙嗪 氟哌啶醇 长效奋乃静庚酸酯(可注射) 匹莫齐特 哌泊噻嗪 L4(可注射)
"非典型"第一代和第二代	氨磺必利 阿立哌唑 氯氮平 奥氮平 利培酮

传统的防治精神病的药已经用于双相情感障碍四十几年；它们有一定的效果，但长期使用存在很大的副作用（晚期的运动障碍……）

镇静剂如何产生功效？

所有镇静剂都有抑制多巴胺受体尤其是 D_2 的特性，但是它们的作用方式不同。

镇静剂的作用方式

有若干种多巴胺受体（D_1、D_2、D_3、D_4），有突触前受体（D_3）也有突触后受体，它们在不同大脑区域的含量各异："例如，D_3 受体的浓度在大脑边缘系统中的含量要高于大脑纹状体"。

每种镇静剂对多巴胺受体 D_1、D_2、D_3、D_4 的亲合性不同，剂量的不同也会影响效果。氯氮平主要对 D_4 受体产生功效。

许多镇静剂除了抑制多巴胺受体的效果外，还有其他的益处或者副作用：

■ 抗血清素可以对防治精神病有益，例如氯氮平和利培酮；

■ 抗肾上腺素导致镇静和直立性低血压；

■ 阿托品的药性会引起口干、便秘和泌尿疾病等；

■ 抗组胺镇静药的影响；

■ 阿片制剂受体的影响。

（根据 Pierre Allain，2000，*Les Médicaments*）

传统镇静剂的副作用主要是肌肉僵硬伴有颤抖，无法使胳膊处于休息状态（静坐不能），还带有口干和便秘（抗胆碱功效）。这些副作用中的大多数可通过对抗的药物予以克服，也就是服用抗震颤麻痹药后症状会消失或者减少，例如苯海索、曲帕替平或者盐酸比哌立登。

新的防治躁狂症药物被称为非典型性防治精神病药。它们中的大部分都已经商品化十几年了，以更少的副作用在疗效上追平甚至超过了氟哌丁苯。它们首先用于精神病阶段，在躁狂发作治疗以及调节情绪上还刚投入应用。

镇静剂的特性

镇静剂是一种作用于神经递质的药物，促进神经元间传递信号，尤其是对多巴胺；这些是多巴胺受体 D_2 和血清素 $5-HT_{2A}$ 的拮抗剂。

镇静剂中的"非典型"药对血清素也有作用：

- "传统的"；
- "非典型的"；
- "多巴胺的部分促效药"。

用药可能引起巨大的副作用，如镇静剂导致的恶性综合征和静坐不能等：

- 晚期运动障碍（非正常面部和肢体运动）被多巴胺促效药加重；
- 阳痿；
- 体重增加；
- 直立性低血压；
- 口干；
- 便秘，尿潴留；
- 光敏感；
- 帕金森运动症状。

阳性症状（狂热、幻觉、烦躁不安、焦虑）对镇静剂的反应要好于阴性症状（退缩、精神萎靡）。

抗抑郁药

经验丰富的实验员：罗兰·昆和奈登·科里纳

罗兰·昆

1957—1958，瑞士精神病专家罗兰·昆（Roland Kuhn）负

责研究氯丙嗪的一种相似分子在躁狂患者身上的功效。这个
名为"丙咪嗪"的分子产生的功效和预期的完全不同。于是他
打算在抑郁症患者身上试验这种分子,这一次,结果很明显。
丙咪嗪成了第一种三环类抗抑郁药。

奈登·科里纳

同一时代(1957—1958),外科医生通过抗生素治疗骨质结
核病患者,得到了一项罕见发现,丙咪嗪能够使患者心情舒适。
于是他们告知了一位同行,奈登·科里纳(Nathan Kline)。他
对该分子的属性感到意外,决定在他的抑郁症患者身上进行试
验。结果成功了。

一种抗抑郁的新型药在偶然的情况下被发现了;丙咪嗪成
了第一个 IMAO(单胺氧化酶抑制剂)。

什么情况下使用抗抑郁药?

在双相情感障碍患者中,抗抑郁药和一种情绪调节剂一起在
抑郁发作期使用(躁狂复发的预防治疗)。

什么是抗抑郁药?

这是一种化学物质,在颅内选择性地在两个神经元细胞间(这
是化学交换积极活跃的地方)运作。

抗抑郁药能提高血清素和去甲肾上腺素的含量,重新使两个
神经细胞间的信息传递变得有效率。该药于是能够修复大脑和情
感功能。

有哪些抗抑郁药？

主要的抗抑郁药

单胺氧化酶抑制剂	吗氯贝胺 托洛沙酮
三环类或者丙咪嗪	阿米替林 氯米帕明 度硫平 丙咪嗪 马普替林 曲米帕明三甲丙咪嗪
ISRS	西酞普兰 度洛西汀 氟苯氧丙胺 三氟戊肟胺 帕罗西汀 s-西酞普兰 舍曲林
谷氨酸能	噻奈普汀
维生素 B 族	米那普仑 米氮平 万拉法新
四环类	甲苯比卓

此类药发现于 1960 年代，首先被叫做"IMAO"（单胺氧化酶抑制剂），然后叫三环类，在之后十五年左右的时间里叫 ISRS（重获血清素抑制剂）。这些新型抗抑郁药是更有针对性的产品，对特定病症有效，虽然总体效果会小一点，但是副作用也少了。耐受性的提高带来了更好的观察过程。

噻奈普汀的特征是对情绪症有作用，在抗抑郁镇静剂和兴奋药中处于中间位置，完全作用于身体不适、特别是带有焦虑和情绪症的消化不良。

如何起作用?

抗抑郁疗法通过化学方式调节大脑功能,持续若干个月,所以需要进行半年。它不会立即显示其效应,需要等待一周到两周的时间来观察第一次效应。

太早终止一段抗抑郁治疗是错误的;大脑也许还没有完成整个调节过程。

抗抑郁药的特性

抗抑郁药是一种作用于某些大脑区域并提高存在于大脑中的化学物质(神经递质)含量的药品。

这些药物按不同类别或作用方式分为:

- IMAO(单胺氧化酶抑制剂);
- 三环类;
- ISRS(重获血清素抑制剂)。

服用这些药品会有副作用,但是通常在几天之后就会消失。

一定要服用足够长的时间以使化学机能障碍获得最好的调整。

服用这些药物不会产生任何上瘾或者依赖性后果。

抗抑郁药产生作用前需要一到两周的等待时间。在这些药品对抑郁症产生效果的同时,还可以使用其他药品以确保这场接力赛持续下去。

一个基于镁、维生素、微量元素、精神兴奋药的治疗是不足以治疗抑郁症的。

有时候还需要将两种抗抑郁药结合起来,这涉及专家的决定。

医生可以建议以生物学方法治疗抑郁症。

镇静剂经常和抗抑郁症治疗相结合以补偿药效相抵消的危

险,即症状发作。

痊愈的步骤是什么?

悲伤情绪和其他痛苦的改善通过一系列的步骤实现。开头几天不会带来什么大的变化,也许还会有些不适,例如头痛、头晕、呕吐或者其他不舒服的反应,这些反应会在一周到两周时间内自然消失。

服用守则

抗抑郁症治疗的目的是缓解抑郁发作,但存在变成躁狂症的危险。如果患者已经在接受情绪调节,那么这种危险会减小。理想的双相抑郁首选治疗应该是使用或者调整情绪调节剂的剂量,但实际上,由于它们是单独使用,情绪调节剂的效果不一定足够。于是我们倾向于将抗抑郁和情绪调节两种治疗手段结合起来(Quintin,2005)。

抗抑郁药在双相抑郁症中的使用要难于在单相抑郁症中的使用,代表了治疗方式的可能选择。美国权威机构建议在抑郁发作缓减之后的六个月里停止抑郁症治疗,以降低躁狂症的突然出现(美国精神病学协会,2002)。

双相障碍患者中的三分之一在抑郁发作后会变成躁狂或轻躁狂。这一转变持续的时间也许不长或者会消散(BP-Ⅱ、BP-Ⅲ),但是也可能会变得无法控制(BP-Ⅰ)。抗抑郁剂也会导致快速循环或者混合状态;警惕和细心的临床检测必不可少。

实际上,ISRS因耐药性以及转变成躁狂或轻躁狂概率小的关系,比三环类抗抑郁药更常用于双相障碍。

抗抑郁药引起的情绪转变成轻躁狂的危险在双相障碍Ⅱ型患者身上的概率要小得多(治疗初在患者身上的概率为 4%,长期治疗过程中降为 2%)。

其他药品

其他精神药品也用于双相障碍患者;让我们一起快速浏览其他的可能性,它们往往作为辅助药品,减少主要药品作用所需的时间。

为什么是苯二氮䓬类?

苯二氮䓬类通常用于治疗相关病症例如失眠或者精神运动的烦躁不安,它们像镇静剂那样有情绪调节的抗躁狂功效。然而需要限制使用期限以避免依赖现象、成瘾现象和抑制解除现象。

这些分子数量众多,都拥有各自作用期限的特性、给药方式、特定效果;医生将会根据患者表现出来的症状选择使用其中一种。

电疗是否还存在?

电疗治疗惊厥,用于严重的、抗性强的、躁狂和抑郁混合的形式。在一次急性期的电休克疗法后,可以向患者提议保持电休克疗法,抗性最强的情况下通常是每月两次。这是一种非常有效的治疗方式,在某些情况下是必不可少的(抗性强的躁狂、谵妄性抑郁)。

相反地,经颅磁刺激(TMS)还不够常用,故无法定义它的适用性。

光疗怎么样?

十几年来,许多科学家都对双相障碍患者的生物钟异常感兴趣。在抑郁期,会出现体温的昼夜节律、半睡半醒循环、警惕性、某些激素分泌(褪黑激素、氢化可的松、TSH……)异常。患者在躁狂症里忍受抑郁发作和躁狂发作的周期性变化暗示了一种生物节奏的变化。抑郁症在光照减少的秋天复发,躁狂症在光照增加的春天复发,展现了一种对外部环境敏感性的增长。相对应,更加快速的抑郁症周期性复发就能被内部生物钟功能变化说明。

因此,如果我们现在观察一个抑郁症群体,他们中的10%到20%就会表现出一种季节性的发作,这部分双相障碍患者并不能完全代表双相症患者;其中就体现了光疗适应症的重要性。

季节性抑郁治疗基于光疗和抗抑郁药的结合。

光疗的特定作用是抑制褪黑激素分泌。

光的强度是基础。对于人体,需要1500到2500勒克斯来抑制这种分泌。褪黑激素分泌的节奏能够符合昼夜节律的标准,因为它既不会被压力改变也不会被运动活性或者睡眠结构的改变所影响,就像温度、氢化可的松以及大部分内分泌腺的分泌节奏一样。

然而有一个例外,500勒克斯即可满足双相障碍患者抑制50%褪黑激素分泌的需要。

处 方 的 进 展

基础治疗

基础治疗的目的是减少躁狂发作和抑郁发作的循环复发、自杀危险、亚综合征、循环加速和促使双相障碍患者有一个更好的社会功能。

就临床优势和价值(Dardennes et al.,1999)来讲,锂是预防治疗的参考。它在法国一直是公认的首要治疗方法。

在国际上,专家首先推荐的情绪调节剂就是锂、丙戊酸、奥氮平和拉莫三嗪;这些化学药品,通常用于抑郁发作的预防,与在许多其他国家相反,它还没有获得进入法国市场的许可证(Limosin,2006)。

急性期治疗

躁狂发作或者轻躁狂发作

治疗的主要目的在于使症状快速得到控制(冲动的性格、烦躁不安、攻击性……),以避免患者遇到危险并使他们快速重获良好的社会精神功能。

传统镇静剂(氟哌啶醇、氯丙嗪……)因其在治疗躁狂症上的功效还在被使用,但正如我们所见,它们会诱发一些抑郁症状、椎体外系综合征和早晚会出现的运动障碍(Quintin,2005),同时其对躁狂的功效相比心境调节剂针对性不够(Azorin,2003)。

特征明显的抑郁状态

抗抑郁症治疗的目的是缓解抑郁发作症状,但存在变成躁狂症的危险。如果患者已经在接受情绪调节,那么这种危险会减小。理想的双相抑郁症首选治疗应该是使用情绪调节剂或者调整剂量,但实际上,由于它们是单独使用,情绪调节剂的效果不一定足够。于是我们倾向于将抗抑郁和情绪调节两种治疗手段结合起来(Quintin,2005)。

加入抗抑郁药会加速躁狂抑郁发作频率或者加重轻躁狂/躁狂症状,针对此情况,美国权威机构建议在抑郁发作缓减之后的六个月里停止抑郁症治疗,以降低躁狂症的突然出现(美国精神病学协会,2002)。

药物治疗的局限

双相情感障碍治疗中药品的副作用通常令患者难以忍受，这也是过早终止治疗的原因。

此外，对锂的耐受性局限的逐渐认识引起了从 1970 到 1980 年代对药物转变的研究。

增重是一个令众多患者瘫痪和难以接受的副作用，这一现象在第一批精神药物投入治疗时就已被发现，但是似乎几年来又加重了，涉及经常用于双相情感障碍中的三类治疗——情绪调节剂、镇静剂和抗抑郁药（Ruetsch et al.，2005）。

治疗依从性

这是预防躁狂和抑郁复发的信号；糟糕的药理学跟踪，特别是情绪调节，是复发的主要起因。第五章，我们将探讨在精神病跟踪的心理教育阶段出现大量糟糕依从性的原因。

除了这些障碍和好的治疗效果，还加入了一些情绪调节的副作用，我们更早时候提及过要求日常治疗和继续治疗。

药理学治疗通过药物调节情绪，极大地改变了许多双相障碍患者的生活，但也会结合熟悉双相障碍的专业人士提供的心理治疗。心理治疗能够提高药物依从性、对症状机制的理解，使患者积极参与治疗和预防。

心 理 治 疗

双相情感障碍治疗主要基于药理学治疗，压力易感性假设是疾病暴发的根源，心理治疗有其必要性。

心理治疗很明显不是替代品，而是药物治疗的补充。

在整个人类精神病治疗历史上,用于双相情感障碍的心理学干预种类繁多。它们中的大部分没有临床案例,只有简单的描述,但是在 1990 年代中期,若干严格的评估手册和研究显示了一些心理学治疗的优点。

何为心理疗法?

心理疗法是以养护的形式提出的心理帮助。存在诸多的心理疗法,每种都有自己的宗旨和程序。某些心理疗法在整个周末实行,其他的每周进行……

所有的心理疗法都在一个限定的时间内展开,它们有始有终,包含了各种步骤。无论是哪种心理疗法,都包含:

- 自我探索;
- 自我理解;
- 行动。

心理治疗过程中的变化是复杂的:它们会影响心理治疗关系的质量以及治疗师和患者的联系。

米克罗维兹明确说明了医生和患者及其家人的联系,能够使患者的理解和治疗结果处于最优状态,同时能改善医疗依从性。

心理疗法的适应症仍然是个体的,因为每个人都是独特的,没有一种心理疗法能够对所有人通用。

心理疗法的辅助

它可以涉及一个简单的治疗辅助,既可以求助于患者也可以求助于周边的人,有时候会使用一项真正的心理教育项目。

精神分析

精神分析学家对于双相情感障碍患者的观点相当生动，"他们是令人难以置信的机智的人群""他们生性倾向于在精神分析师身上归纳出一个强烈的反移情"，这种治疗的指示在患者身上精打细算地进行。另一方面，精神分析的疗效只得到心境调节药物治疗的证实。

当患者的个性结构以及临床心理诊断明确符合神经症手册时才会被指示采用精神分析。内省法以患者内心的原始冲突为中心，帮助其能够更好地管理情感，加强精神构造。

最后，采用精神分析的其中一个目的是使患者达到更高的情绪稳定，保证能更好地控制疾病。

可以采用针对人际关系的提问；也可以将重点放在人际关系上；最后，可以集中在身份问题上。

尽管不存在随机研究，许多作者（Benson，1975 et Leob，1987）报告精神分析改善了阶段间的适应，减少了发作频率。

家庭疗法

双相情感障碍既影响患者也影响周边的人。因此，患者的疾病和家庭的功能相互影响。各种研究证实环境压力在病症演变中的重要性。患者本人想获得更多关于疾病和治疗的信息，这解释了为何需要引入家庭治疗和夫妻治疗。

双相情感障碍或许是这样一种精神障碍，这类精神障碍明确影响到了情感和家庭平衡，通常伴有强烈的负面结果，如重复的家庭破裂、分离、变动等。

患者在家庭里的地位、紊乱的家庭相互影响是发病的起因和结果,很难被察觉。系统性心理治疗可以帮助患者在家庭环境中稳定下来,这是一个保护性因素。

根据米克罗维兹等(Miklowitz et al.,1988)和米勒等(Miller et al.,1991)的研究,家庭交流(情感表达)似乎能够干涉双相情感障碍的复发。这个假设在普莱博等(Priebe et al.,1989)和奥康奈尔等(O'Connell et al.,1991)的研究发展下,提出一种针对患者周围人的心理教育方法,以便他们:

■ 更好地了解双相情感障碍症状;

■ 对疾病有更好的接受度;

■ 更好地定位复发预兆;

■ 更好地认识压力因素……

2005 年,米克罗维兹及其同事提出另一个研究,针对双相障碍主题和发病过程对患者亲属的情绪演变的影响。

结果显示,对家人评论忍受程度低的患者比忍受程度高的患者出现抑郁和躁狂症状的概率高,而且在接受研究的这一年中,前者度过的舒适的日子也比后者少。

容易受亲人评论影响的双相障碍患者会体会到更严厉的评论和直接触及他们心灵的意见。这些患者的疾病更容易复发,病症恶化表现在评论触及个性时要比评论触及他们的特定行为时严重。

最后,在一年的研究中,批评亲人并使之难堪的双相障碍患者的抑郁程度要轻于不怎么用批评使家人难堪的患者(Miklowitz et coll.,2005)

从 1985 年起,法隆对用于调节家庭情感表达的三阶段家庭教育治疗产生了兴趣。临床医生提高了患者家庭交流的质量和解决问题的能力。在临床缓解阶段,患者力求在家庭内部和自己的社交圈中找到新的交流方式。

情绪治疗和家庭治疗的结合显示了疾病演化的效率（住院数据下降、复发数据下降、药品依从性提高和疾病对周围人影响降低）。

心理教育疗法

心理教育疗法可以定义为理论教育，训练患者（可能还有他们周围的人、家人和朋友）正确理解疾病以及各种治疗方式。

治疗师首先对于双相障碍患者的小组治疗保留很大的意见。自 1980 年起，心理教育治疗和锂治疗的结合极大地降低了住院率，改善了情绪调节治疗的依从性。接下来的几年，这些心理教育小组更加具有规模，自 1985 年起，他们整合了问题解决策略的采集。由此，复发率和社会适应程度继续改善。很多作者于是建议治疗从住院阶段开始，甚至从急性期开始。

心理教育的目的

可以细分成两个部分：

主要目的：

■ 改善情绪调节治疗依从性；

■ 降低复发率；

■ 改善患者的生活质量；

■ 有利于巩固治疗联盟，避免因精神病理学带来易激惹和不信任造成破坏，从而使患者能够得到适当的治疗；

■ 改善用于预警作用的临床信息传递质量；

■ 减少因疾病对患者的误解以换得患者心理的舒适，从负罪立场转变到负责立场，接受治疗的重要性。

折中目的：

■ 接受疾病；

■ 教患者检测症状的复发预兆；

■ 改善人际关系和社会功能在内部发作间期的关系。

长期的心理教育项目持续约六个月，是为了更好地管理可以改善情绪稳定的药理学治疗。同时稳定治疗依从性、生活常规和习惯；毒物戒除有时候就足以确保情绪的稳定。

心理教育小组的第一批结果是，由于感知到一周的跟踪治疗，在这里患者对自己的情绪更加关注，跟某些受压力者比起来对自己更加自信或者更经常地想起规律睡眠的重要性。

提供给患者关于疾病的详细信息，目的不仅在于提高患者对治疗的参与度，也向患者展示了对抗疾病时的能力。

可信者的定义

患者在周围人中区分一个或若干个对象。

该对象是一个他信赖的人并且可以帮助他提前判断发病阶段。这种判断可以使治疗介入更早。他必须对双相情感障碍有基本的认识，和患者差不多每天都有接触，同时要做到公正。他帮助患者从事工作，例如，创建预警征兆清单。

一个有效的预警征兆每个阶段都会重复；它非常容易辨别，不需要和该对象评论或者争论。这可能会改变一部分感知，改变衣着细节，改变饮食。

预警征兆联系表的构建、抑郁症和躁狂症的首批临床征兆，将会在之后实现。

心理教育运作机制以以下三种等级运行。

■ 初级机制或者第一等级的部分目的包括：

→ 对疾病的认识；

→ 早期症状的检测；

→ 治疗依从性。

■ 中级机制,第二等级包括：

→ 压力控制,物质和毒物滥用控制；

→ 生活形式调节；

→ 自杀行为的预防。

■ 第三等级,卓越的目的包括：

→ 过去和未来的社会心理学结果的认识和管理提高；

→ 阶段间的社会和人际关系活动提高；

→ 最大程度地去除残留症状以提高生活的质量和舒适度。

阶段和住院的数量在达到第三等级的目的后才减少。相反地,达到第二和第三等级的所有或部分目的确保了疾病演变的完善。没有达到第一等级意味着心理教育没有发挥作用。

治疗进程

巴塞罗那项目包括 20 次治疗：

■ 双相障碍：病因学因素和发作因素；躁狂症状然后是抑郁症状或者混合症状；诊断的演变；

■ 情绪调节治疗；抗躁狂然后抗抑郁；情绪调节剂的血浆含量；遗传建议；替代治疗；中断治疗的风险；精神药物；抑郁或混合发作的提早检测；新阶段的到来；生活节奏规律性；压力控制技能和问题解决技能。

心理教育治疗的作用长期来被低估,但是它们今天代表了诸多得到研究证明的高效率心理治疗。

治疗学治疗阶段

阶段1:疾病意识

疗程1:小组介绍和依从性。

疗程2:何为双相情感障碍?

疗程3:病因学因素和发作因素。

疗程4:躁狂和轻躁狂。

疗程5:抑郁和混合发作。

疗程6:诊断演变。

阶段2:药理学治疗的加入

疗程7:情绪调节。

疗程8:抗躁狂。

疗程9:抗抑郁。

疗程10:情绪调节剂血浆含量。

疗程11:怀孕和建议。

疗程12:替代治疗或者药物心理学。

疗程13:中断治疗的风险。

阶段3:药物滥用

疗程14:精神药物。

阶段4:病理性性情改变阶段提早检测

疗程15:躁狂或者轻躁狂发作提早检测。

疗程16:抑郁或混合发作提早检测。

疗程 17：新阶段初始改用哪种合适的态度？

阶段 5：生活节奏和压力管理

疗程 18：生活习惯规律性的重要性。

疗程 19：压力控制的技能。

疗程 20：问题解决。

（根 据 F. Colom et E. Vieta，*Manuel de psycho-éducation pour troubles bipolaires*，Marseille，Solal，2006.）

演变研究

在一项历时三年，针对接受过锂预防治疗的小组（10 期）的心理教育治疗研究中，凡·根特（Gent，2000）报道了社会心理学问题的改善、药物治疗依从性提高以及住院率的下降。

在心理教育学中，我们将介绍三种形式：巴塞罗那项目、艾伦·弗莱克的人际关系治疗以及认知行为治疗。

针对双相情感障碍的巴塞罗那项目

患者的心理教育方法

克罗姆等（Colom et al.，2003）实现了一项在 120 名双相障碍Ⅰ型和Ⅱ型患者身上随机可控的研究，以门诊加药物的治疗形式，至少六个月无症状。目的是在两年内对比 21 期结构化心理教育的效果，每期 90 分钟（采用《巴塞罗那双相障碍项目》[*Barcelona Bipolar Disorder Program*]）。

两年结束时，67% 的心理教育小组测试对象有复发现象，对比控制小组测试对象的复发人数占比为 92%（$p < 0.001$）。

躁狂症或轻躁狂的复发率，心理教育小组为 45%，控制小组

为 75%（$p < 0.001$）。

抑郁症的复发率，心理教育小组为 41%，控制小组为 72%（$p < 0.001$）。

混合发作的复发率，心理教育小组为 20%，控制小组为 45%（$p = 0.003$）。

周围人心理教育方式

米克罗维兹等（Miklowitz et al. , 2003）在 101 位接受药物治疗的双相障碍患者身上进行了随机研究。患者要么接受个人和家人心理教育方式（21 个疗程），要么接受 2 个疗程的家庭危机管理（控制小组）。

这项研究的结果和克罗姆的差不多。两年时间，接受结构化心理教育的患者以有意义的方式表现出了更好的依从性，复发降低，自由期相比控制小组要长。

心理教育的实践（Gay, 2003）

尽管情绪调节治疗在今天仍然必不可少，心理教育已成为双相情感障碍治疗的主要组成部分之一。

图尔尼埃等人（Tournier et al. , 2008）的研究显示，受益于个体心理教育项目的住院患者在住院结束时，由于经常被告知有关信息，对自己的疾病以及治疗有更好的认识。

这个方式应该推荐给谁？

首先，推荐给病人：理论上，应该把它推荐给所有双相障碍患者。但实际上，目前它只被推荐给症状最严重的患者。这个方法优先针对标准心境患者，而几乎不会针对症状严重的患者。

其次，推荐给患者周围的人（配偶、父母甚至朋友）。

构建心理教育小组需要遵循的主要规则

■ 治疗小组参与者(精神病专家、心理学家等)受过可靠的培训。

■ 建立目标相同的同类人员小组,排除反社会或者患心理不适
应症的个体。

■ 关于疾病、病因、发病和演变形态、并发症以及中断治疗的风
险等总体信息的介绍必不可少。

艾伦·弗兰克的人际关系疗法

人际关系疗法由科勒曼(Klerman)在 1980 年代发展。这种
治疗局限于社会心理问题、人际关系问题,同时加入了一些精神分
析概念。这种方法强调重复确认、情绪状态澄清、人际关系交流改
善的重要性,人际关系情境下适当的知觉和反应(Klerman et al.,
1988)。

1994 年,艾伦·弗兰克(Ellen Frank)将人际关系治疗用于双
相情感障碍,创造了一种和传统人际关系治疗方式不同的特殊治
疗方法。

他在治疗计划里加入了社会节奏稳定性概念。患者应该在情
绪和日常节奏稳定性间找到一种平衡。的确,双相障碍患者似乎
对他们的内部生物钟特别敏感,因其关系到半睡半醒节奏的变化。

新的方法吸收了时间生物学和人际关系。它既可用于急性期
也可用于预防复发阶段。它包含一系列错综复杂的技能:人际关
系治疗和认知行为治疗。

"人际关系社会节奏治疗"(Interpersonal and Social Rythm
Therapy, IPSRT)教给患者怎样获得机能,以调节日常节奏、改善
人际关系。弗兰克等总结,他们的治疗计划有可能影响双相情感
障碍Ⅰ型患者生活的规律性,提供了一种保护的可能性,能作用于

未来的情绪阶段。

这些关于症状减少和缓解质量提高的结论,被一项针对受益于该计划的双相情感障碍Ⅰ型患者、历时两年的研究所证实。

认知行为治疗可用于双相情感障碍吗?

尽管认知行为治疗在很长时间内都禁用于双相情感障碍抑郁发作,同时禁用于精神分裂症忧郁发作,但人们几年来观察到它在双相情感障碍的抑郁发作和躁狂(缓解)阶段的适应症扩展了。

针对双相情感障碍的压力易感性解释性模型的出版(见第一章)可以解释这一现象,它强调压力生活事件以及生物节奏对抑郁或躁狂复发的作用。

此外,人们经过长时间观察发现,症状学被药理学治疗稳定下来,它在许多有以下功能缺陷的双相障碍患者身上持续着:

■ 建立和追求人际关系的能力;

■ 工作能力因"情绪的高低起伏"而受限,情绪无常改变了品位、投资和行动的可行性……需要除了药物之外的治疗方式。

最后,所有研究都证明,40%的双相障碍患者通过药物治疗只是部分改善,额外的用于对抗和预防躁狂或抑郁症的心理治疗工具是必不可少的。

认知行为治疗通过交互性、结构化形态、特有的机能,完全成了药物治疗的辅助。

认知行为治疗是如何关心双相障碍患者的?

亚伦·贝克通过几十年发展了各种特定的心理疗法,这些方法和确定的治疗计划相协调,在抑郁症治疗计划中首先完成,之后

在各种其他病理学领域同事(Beck et al.，1979,1985,1993,2001,
2004)的帮助下进行推广(以一项重要的临床研究工作为基础)。

逐渐地,贝克的治疗技术可能改善患者病情的想法被人们接
受,从单相抑郁治疗到双相抑郁治疗,甚至到纯粹或混合的情感外
露状态(Mirabel-Sarron et al.，1998 et 2001)。

贝克和一些在美国、英国、瑞士的不同中心的同事至少在
20 年的时间里尝试解决症状延期导致的无数理论和实际
问题。

基于这些基础,世界上的若干组团队围绕无数相关的、配有手
册的治疗项目开展研究。他们有时候会在某方面采取不同做法,
涉及技术的使用、患者或者治疗时间,而在其他方面严格地与贝克
的做法保持一致,或者更通常地,和认知行为疗法相一致。

在这些结构化人工方法中,其中以演变为目的,我们对比了纽
曼、贝克和科尔(Newman et al.，2002)的方法,博斯克和拉什的
方法(Basco et al.，1996 et 2005),巴奥和麦克·布莱德的方法
(Bauer et al.，1998),拉姆的方法(Lam et al.，1999),最后是里
希的方法(Johnson et al.，2004)。我们将会在接下来的章节中一
一介绍。

总体来说,有四部面向健康方面专业人士的教材专著:

博斯克和拉什的教科书(The Guilford Press；1996 et 2005);

拉姆、琼斯、海沃德和布莱特的教科书(Wiley；1999);

巴奥和麦克·布莱德的教科书(Medecine et Hygiène；
2002);

纽曼、里希、贝克、里利-哈林顿和居莱的教科书(APA；
2002)。

另外,还有三本面向患者的自学用书:

米克罗维兹(Miklowitz)的《双相障碍患者生存指南》(The Guilford Press;2002);

斯科特(Scott)的《克服心境波动:认知行为疗法技术自助手册》(Constable Publishers;2001);

博斯克(Basco)的《双相情感障碍的认知行为疗法》(The Guilford Press;2005)。

要　点

1. 双相情感障碍随着社会心理影响而演变,例如压力、争吵、生活节奏不稳(尤其是睡眠),不遵守规则。

2. 双相情感障碍的治疗依靠各种药物治疗或者称之为情绪调节。有三种类型:

→ 锂;

→ 抗惊厥药;

→ 部分非典型镇静剂。

3. 情绪调节需要达到一定水平的血浆含量以确保药物浓度在有效范围里,同时器官(肾、肝、甲状腺……)不会有任何不适。

4. 几年来,某些心理疗法有时候会同药理学治疗结合起来。

5. 心理教育方法显示出它们在提高药品依从性以及检测复发预兆迹象上的成效。

6. 提前评估患者与家人的相互影响是一个重要的步骤,这使双方能够面对家庭治疗。

7. 认知行为治疗十几年来发展了针对双相障碍的特定治疗方法。

8. 药物和心理治疗在双相情感障碍Ⅰ型和Ⅱ型的治疗中给出了疗效证明,但是数据不充分,甚至在其他形式的疾病中不存在证据。

9. 新的科学研究有着能够更好地理解疾病的化学紊乱的趋势。

第三章
推荐给双相障碍患者的治疗方法

认知行为治疗如今以特定的治疗计划形式用于双相障碍患者,其目的是提高药物依从性,提早认识情绪波动以及更好管理个人压力和环境压力。

为了达到这些目的,四个通常的原则引导着治疗方法:

■ 将疾病和治疗的信息告诉患者和周围人;

■ 训练患者辨别早期症状,标示出抑郁发作或者躁狂发作初期,避免复发;

■ 非药理学介入以提高对抑郁和躁狂行为和认知症状的控制;

■ 最后,预防和解决社会心理压力因素。

何为行为治疗?

开始前,先介绍发展历史

第一代行为治疗在 1950 年代用于焦虑症患者。治疗程序直接源自实验心理学著作,表明人类机能或病理性行为可依据某些心理学规律习得,也能够被遗忘和消退。

1970 年代,情绪心理学的新知识充实了这些人类行为条件学习理论,通过引入认知概念或者思维内容影响情绪经验进而影响个体行为。

因此,行为理论从条件反射模型,即个体的反应是通过条件反射自动习得的,到另一种更偏向心理的模型,称为认知和行为模型,即信念、意识想法和伴有情绪的亲身经历影响了个体的反应。

认知行为治疗在 1960 年代提出,成为抑郁症的第一批治疗方式。1976 年,用于治疗和研究的相关著作才出版。1980 年代,一些作者,其中包括 A. T. 贝克,指出认知治疗可能是帮助双相障碍患者"驯服"疾病的有效武器。

1996 年,博斯克(Basco)和拉什(Rush)出版了面向双相障碍患者的认知行为治疗手册;这在之后成为巴奥等(1998)、拉姆等(1999)和纽曼等(2001)的研究指南。一些人提出了个体方法,另一些人则提出了小组疗法;拉姆等的项目在今天成了国际参考。

认知行为治疗的一般原则

何为认知行为治疗?

认知行为治疗(TCC)是一种简捷的心理治疗方法,包括 20 次左右的疗程,即使患者在一个小组内也有个性化目的。治疗方法是互动的,源于"导向的发现"。治疗师引导患者辨别他的情绪、相关认知、环境背景和行为反应。该方法教患者区分四个心理组成部分的相互作用:背景、情况表现(认知)、情绪和行为,然后教他各种有用的行为和认知技能。目的在于快速教会患者使用这种方法并在谈话结束后还能维持效果。

哪种谈话类型?

技能程序对于心理改变起决定作用,但还不够,治疗师和患者之间的关系质量也有着很大的影响。

许多文献说明了治疗关系在患者心理治疗演变中的作用。这种人际关系的复杂变化不仅根据治疗师的特性(年龄、性别、个性、积极的投入程度……)和患者的特性(症状学、适应能力、期望……),也根据治疗范围及治疗关系中所涉及的所有口头和非口头的影响因素。

从 1970 年代起,贝克记载了一种适合认知治疗师的人际关系类型。这种类型为抑郁患者的治疗奠定了坚实的基础。的确,治疗的目的是转变抑郁或躁狂的情绪(甚至是轻躁狂),并对认知产生作用。这种新的对事件的认知反应学习意味着患者辨别、改变以及说服认知和情感,并且重新认识源于个人信念的认知图式。同时,治疗师引导患者对抗负面思想或者过度积极的思想,以便解决日常的障碍并预防抑郁或躁狂复发。

认知取向首先界定了一种特定的治疗师—患者人际关系,相互作用以以下方式定义:

■ 有利于患者在认知和情感上的口头表达和非口头表达;

■ 增加谈话过程中心理技能的使用;

■ 改善患者对疗程中的交流的记忆,由于情绪障碍,患者展现出注意力和集中力的困难;

■ 要求患者接受治疗,也就是说引导他逐渐从治疗中独立出来,变得有能力在疗程中更好地进行情绪管理和重新进行之前被疾病阻止的运动。

治疗师与双相障碍患者发展了一段真诚、热情的关系,它阐释了帮助的心愿。双方的情感从第一次治疗起就和尊敬观念及信念相连接。

在疗程中,治疗师的自发性、创造性和灵巧性都对认知技能的选择有用。即使这种治疗是非常结构化的,治疗师的确很大程度上依靠自己的直觉和经验来执行他觉得适当的方式。因此,他可以告知患者对个人经验的认知会引起的不良情绪,以显示治疗策略对所有人都有用。一些从其他双相障碍患者身上得来的例子也能用来具体说明各种认知机制。患者通常可以在之后自己补足的证据里认识自我。

此外,临床医生要鼓励患者有耐心。他要向患者解释,这些程序的习得需要每天有规律地重复学习认知行为方法,就像一门外语在运用自如前要不断地练习。

最后,特别要强调,治疗师应尝试建立能被双方接受的合作关系,而不是等级关系。这种合作关系应显得关切、直接、活跃,而非过于开放、命令式或批评式的。患者因此是在一种可信任的氛围里,他既不会感到受指责,也不会被评判更不会被背叛。治疗师既不是中立的也不是消极的。他重视患者的信任和解释,不会指出他们偶尔的无理。相反地,他引导患者用实际情况去面对那些预测和认知,以便他们建立相适应的认知水平。

除了建立帮助关系,治疗师应在患者学习辨别和认知情感演变,直到能独自使用这些程序期间进行适当指点;从那时候起,治疗师不再一味鼓励,而是和患者一起探索方案。

治疗师和患者的关系在认知治疗上是一种真正的治疗关系。这种合作通过整个谈话过程中的口头交流表现出来。这种相互作用决定治疗中的一些内容，如疗程中涉及的主题选择："今天我们应该记录哪个问题呢？"由患者挑选主题或者情感痛苦的情况。

除了疗程，合作通过谈话结束时一起选择的个人任务继续，以便向自然环境迁移疗效。患者的确会有规律地自动检测思想和行为：在"家务"中运用和治疗师谈话中学到的方法。这项个人任务叫做"家务分配"。

其次，同样非常重要的是，对完成认知治疗疗程的尊重。患者在合作和信任的精神中完成了一项对他来说通常比较困难的任务，将会使他感到治疗师懂得如何实现工作并向自己提出额外的探索问题，以便自己更好地懂得心理和认知机能。

最后，治疗师致力于提高患者的身价。在他和抑郁患者的互动模式中，患者每次完成任务、每一次进步都有利于积极的口头巩固。该相互作用模式令人满足；懂得积极的巩固能够缓减行为，患者更舒适地继续实现目标或者在治疗小册子上记录以自我观察。该进程帮助患者自定义为能够逐渐对自己的治疗负责的人。

该合作报告由信任和真实的氛围支持。抑郁患者期待治疗师的理解，因为他感到被拒绝，不被家庭、社会和职业圈子的人理解。他想得到拥有认知行为知识的双相情感障碍专家的倾听。

治疗关系的质量被认为是首要的和有意义的，能很好地预测认知治疗的反应。撒弗朗和西格尔甚至创立了一份问卷和用来理解治疗关系质量的专用量表。半结构化访谈对评价每种方法至关重要。比兹尼等（Bizzini et al. , 1997）开发并在他们的治疗中大量使用这种程序。评估程序的长度限制不幸地导致将该方法只作为研究方法。然而，这些工具中的主题能够使我们反思各种措施。

这些研究者发展了一种量表，这 11 项能够用来评估治疗师和患者最初的关系质量。

因此 1 至 2 次谈话对于改变来说是必要的：

1. 自动思想的易获得性；

2. 区分某些情感类型的能力；

3. 接受一部分改变中的个人责任；

4. 接受合理的方法；

5. 疗程中人际关系的质量；

6. 疗程外人际关系的质量；

7. 疗程外人际关系的质量（从前的治疗，错综复杂）；

8. 慢性问题需要延长治疗；

9. 安全程序由患者执行以保护自己；

10. 患者集中于一个问题的能力；

11. 对治疗的期待值。

每项从 0（不可能）到 5（可能性很大）评分，分值越高，治疗联系和治疗诊断越强。

哪种类型的双相障碍患者可以接受认知行为治疗？

接受情绪调节的患者，情绪既不是太躁狂也不是太抑郁。如果瘾症处于第一位，患者先要接受瘾症评估。

我们可以注意到，认知行为治疗尤其针对非极性阶段的患者，而且是处于内部发作期间的患者。

然而，结论的标准很宽；它可推荐给所有接受过很好的病理学治疗但情绪仍然不稳定的双相障碍患者。

不排除任何相关的症状：焦虑症、人格障碍……（参见第一章）。相反地，以瘾症为主的患者首先应接受瘾症方面的治疗。

用于双相障碍患者的认知行为治疗计划的目的

所有计划都是结构化的,组织成三个时期:教育阶段、技能尤其是行为和认知阶段以及巩固阶段。

这些计划有着共同目的,就像我们看到的,提高药物依从性,降低复发率。

各种治疗计划概述

分成若干步

我们在以下表格中介绍各计划(摘自 *Soigner les dépressions avec les thérapies cognitives*, Mirabel-Sarron, Dunod, 2005)。

各种治疗计划

计划提出者	巴奥和麦克布莱德 (Bauer et Bride)	巴斯克和拉什(Basco et Rush)	拉姆 (Lam)	纽曼 (Newman)	贝克 (Beck)
小组/个人	小组	个人	个人	个人	个人
时限	一年 20 个疗程	一年 20 个疗程	一年 20 个疗程	未说明	15 到 20 个疗程
迹象	双相	双相	双相	双相	单相
目的	更好的疾病管理和改善社会职业功能	改善药物疗效 疾病信息咨询 疾病复发预防	改善药物疗效 疾病信息咨询 疾病复发预防	改善药物疗效 疾病信息咨询 疾病复发预防	改变认知功能障碍图表以消灭症状和防治复发
疾病的心理教育	是	是	是	是	否
认知重建技能和自我检测;认知的鉴定和改变	否	是	是	是	是

（续表）

计划 提出者	巴奥和麦 克布莱德 （Bauer et Bride）	巴斯克和拉 什（Basco et Rush）	拉姆 （Lam）	纽曼 （Newman）	贝克 （Beck）
行为技能 （问题解决、 自制力和娱 乐、循序渐 进的任务分 配、自我肯 定）	是	是	是	是	是
预防复发的 技能：					
鉴定和管理 特定压力因 素	是	是	是	是	是
应对策略	否	是	是	是	是
鉴定和改变 功能障碍图	否	否	否	否	是
周围人的参 与	是	是	否	是	否

　　我们建议治疗师根据有利于展示问题、疑问和功能障碍，值得患者信任的表达原则来制定口头认知干预主题。家庭任务大部分时间包括自动检测工作以确保谈话持续。

　　对每种治疗技能治疗师都会引用具体典型的例子。

　　每个疗程中都会有书面信息；每项新学的技能患者都会抄写下来，该类型可以用来反驳单一的方法。

　　疗程总结可以在谈话结束时进行，患者在此期间被邀请记录他的解释或者关于这一页的反应。部分人有规律地使用心理演变问卷，其中结论由患者填写。

　　最后，个人目的清单的建立提高了内在的改变动机。

这些计划的共同目的是什么？

它们的共同目的是提高药物依从性，同时鉴定规律治疗的障碍。

因此治疗师建议：

- 评估患者涉及疾病和治疗的心理表征；

- 日常行为规律，例如睡眠时间、进食节奏、必要的人际活动和娱乐，以及和他人的关系；

- 提早鉴定抑郁或躁狂前兆对某些人来说称为"预鉴定"或者"预警定位"，为了能够使患者快速应对和发展诱使抑郁或躁狂症状的行动；

- 学习认知技能，也就是说引导患者鉴定抑郁或者躁狂思想使患者出现的极端行为；

- 鉴定，然后是重新列出认知图表。

严格的公式、某些极端的图表极大地使作者将它们当做经常性情绪障碍的认知易感性因素之一。某些认知图表对双相障碍患者来说更加特殊：

- 意识到各种影响抑郁或躁狂复发的因素，既涉及药物依从性，又涉及内外部压力因素；

- 识别会导致突然复发的人际压力因素非常重要，它既针对导致情绪突然波动的日常压力，也针对意外，有时甚至是难以克制的压力的特殊情况；

- "特征"的演变或者疾病在富有感情的、职业的、财政的、人际关系的层面的社会心理结果；

- 在所有情况下，用认知行为治疗技能来解决问题是要学习的，还要发展自我肯定以使患者能够发展其他心理机能，帮助他面对和预防某些疾病的结果。

所有行动的目的是降低双相障碍复发的心理易感性。这种分步的方法既在谈话中实行，也在治疗的疗程里实行。的确，鉴定、疗程策略应用是日常的，对患者来说代表了一周 3 次、每次约 20 分钟的人际相处时间。

认知行为治疗的各种计划

巴斯克和拉什的范例(Basco et Rush, 1996)

M. R. 巴斯克和 A. J. 拉什率先在一个结构化的双相情感障碍治疗计划中重组了教学和治疗工具。

该范例包括 20 个疗程，分成四个阶段：

- 教育阶段；
- 学习行为和认知技能阶段；
- 社会心理问题管理阶段；
- 巩固阶段。

教育阶段

谈话方式适用于认知行为治疗，通过归纳、演绎和重构干预，以应对有较高互动要求的主题，如双相情感障碍、药理学治疗，然后是双相情感障碍的特异性人际关系症状。

药物依从性提高

这个阶段引入认知方法，能鉴定患者的思想，如将药理学治疗置于险地以及抑郁和躁狂引起的认知紊乱。

为了能够继续使用这个方法，巴斯克和拉什发展了鉴定工具、针对双相障碍患者的自动评价工具，它们被所有研究者经过相适应的调整后使用。

我们十多年的经验向我们展示了这些工具的基本性。举几个例子。

生命表结构

拉姆称之为"双相障碍的历史",它涉及各双相障碍抑郁和躁狂发作及其出现日期、期限、住院的回顾结构。该项工作在个体治疗和群体治疗中都得到了充实。

例如,当教育谈话涉及药物治疗的讨论,患者被邀请用药物治疗、期限、剂量、介入的治疗变化完成图表。患者于是被引导去证实这些治疗对情绪的稳定或不稳定的影响。

患者因此重新构建了他的双相情感障碍病史,他将药物治疗和各种不稳定的心理因素的影响可视化,并证实某些认知图式或压力图式会促使躁狂发作的出现,而另一些将形成易致抑郁复发的脆弱点(图 3.1)。

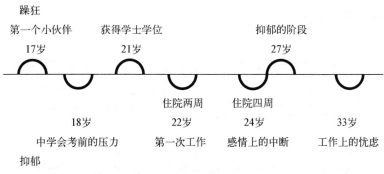

图 3.1　生命表

为了将这些信息编目,患者可以向周围人询问最初发现的迹象。的确,一些研究指出 62% 的双相障碍患者不能自发地感受到抑郁的预兆,约 36％的患者对于记录躁狂的预兆有困难。于是复发就好像突然出现了一样,对大部分患者来说毫无预兆。

这项工作震惊了所有患者,他们发现确实存在符合他们症状的预兆(持续若干个星期),这些预兆总是一样的。在交谈中,患者寻找可以将哪种行为反应对应于每种预兆,以便制止症状的发展。

心境波动的演变

第一阶段疗程后可获知对心境的定量评估情况。该过程时间很长,我们的经验向我们证实差不多需要两个月来使估计和实际经验相符。这种患者的情绪演变是日常的而且在同一时间进行。

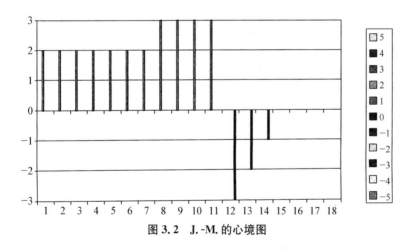

图 3.2　J.-M. 的心境图

患者在－5 到＋5 范围内评估自己的情绪。

同时,他们记录日常的活动。涉及行动的系统定位,以便知道活动率、各种行动的质量、社会的相互作用。

巴斯克和拉什建议:"每天指出感受到的情绪。然后将各记录点连接起来,以展示情绪的波动,每天都要这样做。如果您自己无法填写该图表,您愿意的话,可以让一位家属帮助您完成。"

我们将 0 到 5 的情绪波动作为躁狂;0 到−5 的情绪波动作为抑郁。详细记录您的想法、情绪和行为。从−3 和＋3 开始,和您的医生取得联系并及时进行治疗。

患者也要区分是否有同一背景导致了他的情绪波动。

时间使用技能(贝克的《日常活动安排表》,Daily Activity Schedule de Beck,1979)及心境识别

姓名:　　　　　日期:

日期	周一	周二	周三	周四	周五	周六	周日
心境估计	−5	＋4	＋1	−5	−5	−5	−1
6—7 h	睡觉	6 h 30 起床					
7—8 h	7 h 50 起床	7 h 30 起床 去工作 喂狗狗吃饭					
8—9 h	喂狗狗吃饭	8 h 30 工作					
9—10 h	洗衣做家务	工作					
10—11 h	阅读 看电视	工作					
11—12 h	遛狗	工作					
12—13 h	阅读 去咖啡店	工作					
13—14 h	咖啡店里吃饭	13 h 45 午饭					
14—15 h	看电视	工作					
15—16 h	看电视	工作					
16—17 h	看电视	工作					
17—18 h	看电视	17 h 50 下班					
18—19 h	看电视	看望妈妈 喝茶					
19—20 h	洗头发 遛狗	学校会议					

（续表）

日期	周一	周二	周三	周四	周五	周六	周日
心境估计	−5	+4	+1	−5	−5	−5	−1
20—21 h	看电视	在家					
21—22 h	咖啡店	上床					
22—23 h	咖啡店吃夜宵	睡着					
23—0 h	讨论 23 h 30 睡觉	睡着					
0—1 h	睡着	在咖啡店；想要聊天					
1—2 h	睡着	讨论					

它是贝克提出的用于单相抑郁治疗的第一个工具的新的改编版本。

识别个人认知易感性

该鉴定包含在认知图式鉴定里。

若干研究显示，双相障碍患者经常有规则或典型的认知图式"我应该努力工作绝不能输"，或者"如果我不是最好的，别人就不会考虑我了"，或者"如果我犯了一个错误，别人就会看不起我"。

根据我们的经验，这样的图式在情绪低落阶段前就激活了，而其他针对情感、情绪认知的图式出现在躁狂发作前。

这些极端的图式用于治疗检查，在患者重新记录前做一个现阶段优缺点的总结。

识别、管理鉴定特征和生活方式正常化

双相情感障碍的人际关系包括：情感的、职业的、家庭的，首先进行判断，然后开始用问题解决技能或者自我肯定技能。

问题解决技能

　　我们来总结一下这种发展的、分级的方法,它能够使患者克服一些障碍:

■ 明确具体地鉴定问题(明确处境、时间和涉及的人员……);

■ 把所有潜在的解决方法都列下来,甚至是那些最不可能的方法;

■ 根据喜好对解决方法进行等级划分;

■ 给出每种解决方法的优缺点,选出最有可能实现的解决方案;

■ 使用该解决方法并证实结果;

■ 估计所选方法的效率,然后决定是否需要尝试另一种新的解决方法,最有效的解决方法会在每次同一个问题出现的时候被不断重复。

首先是社会心理问题

　　这个第三阶段整合了对社会心理症状的预估和有益于问题解决技能的困难管理。

巴奥和麦克布莱德的人际关系目的计划

　　巴奥和麦克布莱德的个人的"根本"目标方案,都出版于1996年,是一种结构化的群体治疗,专门针对急救措施少并减少了医疗花费的患者(Bauer,1997)。这种群体方法由精神病专家马克·巴奥和护士琳达·麦克布莱德(Linda Mc Bride)(普洛威顿斯,罗德岛州,美国)在 1996 年制订。

研究者结合一项重要的、基于认知行为理论的心理教育指南发展了结构化的群体治疗,称为"个人目标方案"或 POP。

在开始这份方案前,要用两期来进行治疗前估计,包含若干点;量表和问卷调查同样会使用到。

在事先的交谈中,向未来潜在的参与者展示 POP 的目标和组织,这应在一开始就约定好。

这是一项为期两个阶段的治疗,第一阶段是单纯的心理教育,第二阶段针对实现患者的有意义的目标。

该治疗意在改善双相障碍患者的自我管理能力和社会职业功能。

这是一个高度结构化的心理教育方案,通过调整使患者能以活跃的方式提高管理健康的能力。

这项工作基于认知行为治疗概念,并结合问题解决技能。

一个非常结构化的第一阶段

第一阶段,非常的结构化,由 5 个心理教育期组成,针对疾病管理能力的锻炼,例如鉴定复发预兆和发展有效的症状应对策略。

它包括每周 6 个疗程,每次约 1 小时 30 分钟,根据特定的日期,由 6 到 8 名参与者组成封闭群体。

一名主要治疗师是保证传授,一名合作治疗师负责凝聚和领导小组。

第一疗程：介绍、评估和认识 POP 方案的疗程

在进行完小组参与者的个人介绍后,要求大家填写关于双相情感障碍的基本问卷和情绪自查问卷(巴奥和麦克·布莱德手册，法文译本 Pr Aubry，2001)。

6 个疗程结束后，要求参与者重新填写这两份调查问卷，对比前后结果。之后 5 个疗程的要点见下文。

第二疗程：关于双相障碍的一般信息

姓名：　　　　　　　　　日期：

1. 双相情感障碍的患病人口比例是多少？(在答案下划线表示)
   1/10　　　　　1/1 000　　　　　1/100　　　　　1/1 000 000
2. 以下表现有可能在双相情感障碍中出现：(在肯定的答案下划线)
   抑郁　　　　　易怒　　　　　幻觉　　　　　躁狂
   轻躁狂　　　　糖尿病
3. 双相情感障碍患者中有多少是酒精中毒或物质滥用者？(划出一个答案)
   10%　　　　　20%　　　　　60%　　　　　90%
4. 情绪化阶段也会在没有明显压力的情况下突然出现。
   对　　　　　　错
5. 双相障碍会在大脑缺锂的情况下突然出现。
   对　　　　　　错
6. 以下原因是否可以成为双相情感障碍里情绪转变的起因？(划出所有正确答案)
   压力　　　　　季节转变　　　　身体锻炼　　　　身体疾病
   肥胖外加营养过剩　　　　　　酒精摄取
7. 以下哪些症状会在躁狂发作时突然发生(划出正确选项)
   易怒　　　　　幻觉　　　　　睡眠过度　　　　太开心
   偷和欺骗
8. 如果您想起了抑郁发作开始时的情形，是否可以请您写出其中两项使您意识到抑郁发作开始了的症状？
9. 您是否可以写下两种用来对抗抑郁的技能？

注：根据 Bauer et Mc Bride(2001)，《Thérapie de groupe pourle trouble bipolaire: une approche structureé》，Genève，*Médecine et hygiène*，J.-M. Aubry 译。

尤其是疾病的各种形式和严重程度(双相障碍谱系)，以及情绪化阶段精神病症状的影响和意义。

讨论也针对该疾病的可能起因和存在的治疗手段。

参与者在疗程中经常表达很多情绪；一部分人能够在疾病得到命名后感到安心(认识疾病)，而其他人有时候在明白自己患的是何病时会惊讶和不安。

第三和第四疗程：抑郁

每个参与者因此都可以鉴别自己疾病的迹象和症状，复发的预兆以及初发的诱因。

这些情况下的有效和无效策略都得到了认真研究。该项工作建立了复发时的个人作用计划。

最后两个疗程：躁狂（和抑郁疗程时的范例一致）

在这个阶段结束时，交给参与者们一份文件，信用卡大小，上面有密码，可以看到应对抑郁或（轻）躁狂预警时的有效策略，以及需要避免的行为。

治疗的第二阶段：制订计划和实现目标

第二阶段集中于受疾病影响的社会或职业领域个人现实目标的鉴定以及发展策略，通过具体可量化的方式达到目的。开始阶段 2 治疗前必须完成阶段 1 的所有疗程。

这个阶段强调帮助参与者识别一个然后是若干个目标，这些目标正是由于双相情感障碍引起的困难才无法达到。

疗程一周一次，持续约 1 小时 30 分钟。

为了达到这些目的，每个参与者都列了一个计划，上面有一些可实现的行为步骤。计划是有组织的，有主持者，这样可以提高成功的概率。

对每个目标，尤其是最复杂的那些，治疗师帮助参与者根据四个准则重新确立目标：

■　必须由个体选择，并且对他的生活质量非常重要；

■　特别是可以测量；

■　主要依靠兴趣制定而非需要第三者的协助；

■ 分成几个部分,由一系列的小步骤组成,并且是可实现的。

不可避免地,障碍阻止了目标的实现,阶段 2 的主要工作在于借助认知和行为技能重新认识和克服这些障碍。

这个阶段以半开放式小组进行,由 6 到 8 个参与者组成。每当一个参与者结束阶段 2 时,一位新成员就可以加入进来。用这种方式,最有经验的参与者可以成为新来者的资源。

阶段 2 的集体参与时限因人而异,根据个人需要和实现目标的不同而不同(阶段 2 的平均参与时间超过 1 年)。

拉姆等的小组方案(1999—2000)

拉姆和科尔认为,根据抑郁或(轻)躁狂症状策略里出现的压力易感性和困难,双相情感障碍是生物学和心理学易感性的结果,会促使疾病的复发。

重新举贝克、拉姆和科尔的例子,假设提早介入行为能使情绪和认知相互影响,因此可以避免预兆期变成急性期并降低其他阶段的易感性。

该方案瞄准了 3 个要点并相互联系:

■ 心理教育方法;

■ 认知行为方法;

■ 心理教育阶段强调压力易感性概念。

作者建议 20 个左右的疗程,3 个月;最先的 5 个疗程每周两次(持续约 3 周)。

从第 6 到第 16 周,疗程每周一次,最后四个疗程半个月一次。

每个小组包含十几个患者，每个疗程 2 小时。

治疗包括三个阶段：教育、认知和巩固。

阶段 1：教育

该阶段需要 5 个疗程，目的在于一上来就介绍思想、情绪和行为相互作用的认知范例，从第一个疗程开始入手一本认知自检小册子。

每个患者制订自己的问题单以确定具体要达到的目标。

疗程 1—5

- 双相情感障碍和治疗。
- 建立治疗联盟。
- 重复行为方法。
- 认知、情绪和行为鉴定。
- 组成谈话，确定日程。
- 确定家务。
- 自行评估问卷。
- 生命表的逐步建立。
- 确定个人问题和目标。

阶段 2：即"认知"

该阶段围绕日常情绪自我记录，为了鉴定轻微的、中等的、激烈的、短暂的或者持续的波动，区分正常或病态的运动。

每天更新情绪的波动，和个性方面有关。

情感经历和思维方式的密切联系非常明显。

认知工作在于记录情感思想、远离和接近认知图式。

疗程 6—16

- 日常情绪和活动自我记录。
- 正常情绪波动、个性形态、病态情绪鉴定。
- 情绪转变、认知能力和活动率之间形成关系。
- 活动增加,获得放松。
- 活动减少,任务加重。
- 认知能力抗增长:思想抉择、事实检验。
- 认知图式鉴定。
- 图式重新建立。

阶段 3:巩固

该阶段从疗程 17 到疗程 20;是为了验证到目前为止对 TCC 的理解和使用,以及生活方式的规律性和个人及人际关系压力管理。

疗程 17—20

- 确认使用所有行为和认知技能。
- 生活方式的规律性。
- 特征鉴定和个人后果。
- 关于生命表的复发因素鉴定。

纽曼方案

纽曼从拉姆方案中得到了很大的灵感,概念基础一致,特别强调双相障碍患者复发的认知功能障碍图式。纽曼等人认为,这些和认知行为学习有关的图式的改变可以鉴定和应对复发,使患者面对压力因素时不再那么脆弱,同时减少复发危险。

似乎对纽曼等人来说,认知治疗帮助这些患者改变了信念和自我贬低图式,能提高药物依从性和重建希望。

许多研究表明双相障碍患者是脆弱的,自我评价不稳定;他们需要更多的社会认同,力所能及地处理更多困难。尽管对斯科特等人(Scott et al., 2001)来说,功能障碍很难说是双相情感障碍的起因还是结果,但清楚的是,情绪调节期之间,甚至伴随着良好的情绪调节治疗依从性,情绪问题仍持续着。

对纽曼来说,根据呈现出来的症状,做一次认知图式评估似乎很重要。的确,尽管每种图式都是确定的,但它的表现将根据患者处于躁狂或抑郁发作而异。

例如,在一个“缺乏爱”的预置图式中,抑郁和绝望的患者认为全世界都讨厌自己,而在躁狂发作时,他倾向于自我感觉全世界都爱他。

于是目标就是更好地管理症状,以减少抑郁和轻躁狂复发,以达到更好的药物治疗依从性。

和其他作者相反,这个方案不是结构化的,有着确定的分期,因为纽曼及其团队认为,每个患者都是不同的,心理治疗方式应该个人化,即使患者间目标和方法类似。

纽曼的治疗在1年内进行,刚开始时每周1次。它由4个阶段组成:

■　阶段1:利用等级的评估阶段,重建患者的病历。疗程用于介绍疾病信息、治疗目标和对患者的认知图式概念化;

- 阶段 2：学习认知行为策略以应对复发；
- 阶段 3：帮助患者在危机时刻使用这些策略。
- 阶段 4：巩固阶段以积极应对新的复发。

该方案不存在针对每个患者的特殊性的科学评估。

巴斯克修订方案

从第一版以来，双相情感障碍的有效认知行为治疗结合药物治疗得到了验证（更好的治疗依从性、住院减少、复发减少⋯⋯）；作者们修订和补全了他们的治疗方法，强调了要点并新增了一些策略，特别是预防复发和针对儿童及青少年。

最新稿针对该方法最有经验的治疗师，根据患者的状态（最近诊断、控制症状或对抗症状）以及对诊断的接受度，能够在所给时间间隔里更好地满足患者的需求。

推荐方法如下：

- **刚诊断完的患者：**
  - → 教育，
  - → 合适的生活方式指导，
  - → 症状单；

- **有经验但不稳定的患者：**
  - → 心境图，
  - → 症状单，
  - → 控制"不稳定因素"，
  - → 认知和行为症状管理，

➙　依从性训练；

■　**稳定的患者：**
➙　预防复发，
➙　保持依从性，
➙　实现目标。

方案强调治疗师和患者之间的两个过去的合约：

■　**治疗合约**决定了治疗效果，制订每个人的权利和义务，疗程频率，带有目标的框架和进步的总结；足够的灵活性以适应症状，认识疾病之外的患者，把他们自己应对问题的能力考虑在内。

■　**依从性合约**，目的是加强跟治疗的联系，去除可能干扰的因素。

对涉及的药品会有清楚准确的信息，治疗师和患者一起制订治疗计划单，包括剂量和服药时间、治疗邀约和所有治疗流程详情。

第二阶段是在《参加治疗单》(*feuille d'adéhsion au traitement*)中列出所有可能阻止患者接受治疗的事物。

这份合约会在治疗期间定期重提。

"义务"依从性的缺失通过医嘱的形式提及；不要怪罪没有遵从的患者，要强调制定任务的巨大作用。

这些任务的可行性和作用应该得到正确评估，患者做的事情应该一直受到重视。

这种治疗可以通过三种方式进行:

■ 不熟悉认知行为治疗的患者每一次干预都会有系统的进步,由适合刚诊断完的患者的干预开始;

■ 如果时间不够,治疗师可以选择从那些他认为最适合患者的干预开始;

■ 最后,1996 年教科书中的导向治疗使用在今天仍然可行,只要 20 个左右的疗程。

在一个实用的计划里,方案 2 中的一个主要转变耗费了 20 个疗程,治疗师觉得这样太过严峻,应更好适应疗程中更多的患者:最新诊断完的患者,已经将疾病考虑了很久的患者,努力达到缓减状态的有症状的患者。作者证实这三类患者的需求随疾病接受度、他们能够发挥症状管理或症状控制的能力不同而不同。例如,得到缓解的患者能明确提出一项围绕压力管理的认知任务,更清楚地阐明相关的问题,或者做长期挑战的基础。

除了程度和阶段,作者还强调了认知行为治疗的核心方面,他们认为该方面存在于复发的预防中。为了达到该目标,可应用的策略有:

■ 帮助患者更好地理解他们的疾病;

■ 建立预警系统以应对情感症状;

■ 控制认知和行为症状;

■ 参与治疗;

■ 发展压力管理和问题解决能力。

这些策略现阶段似乎能优化病理学里的认知行为介入;作者从三大方向提出了这些策略:

■　提早检测以预防复发策略；

■　行为症状管理策略；

■　认知症状管理策略。

　　认知行为的三种技术简化了预警策略：

■　制订和完成生命表；

■　填写抑郁和躁狂症状清单；

■　填写心境图。

　　行为技术构成避免复发的支持点。研究者认为患者应该自己决定是否使用以及为了什么目的使用。部分复发预防方式的确能够引起患者的兴趣，甚至在心境调节中也显示了重要性，记录表能够起到这样的作用。患者使用优缺点检验的预防策略能够帮助疾病定位。随着治疗的推进，患者的责任越来越大，心境稳定需要的迫切程度定义了他们从前生活所受到的限制。这个心理进化过程很明显不轻松。

　　作者提出了另一种可能的方法，它使用一张由四个词条构成的表格以比较希望改变的以及想保持现状的优缺点。

一般评论

　　尽管有一些局限，这些认知行为方案对双相障碍患者来说还是很有意义的，它们与目前用于双相情感障碍的生物心理学模式相结合，能够适应患者的个人和环境特性。

　　通过心理教育，患者能更好地认识疾病和生活健康学规则的重要作用，例如睡眠和药理治疗的重要性，我们知道，一半甚至是三分之二的患者在治疗的前 12 个月依从性很差时更显其重要性。

103

它们因此能够有利于更好的医疗处方依从性,也能更好地处理复发,使患者更好地区分压力情形和复发预兆,以便实施认知行为策略。

此外,它们还考虑到病理学里更经常出现的心理社会学困难,例如人际关系问题,双相障碍患者在内部危机阶段病症持续和治疗无效。这点很重要,因为这些困难经常被患者当做诱发疾病的压力因素。

最近的方案邀请家人参与到疗程中并将他们归入治疗;这种方式看起来在很多层面都很有意义:将疾病信息告知家人,他们将更能区分症状,帮助患者避免复发,因此这些家人成了很珍贵的治疗师合作者。

治疗的实际鉴定和发展

双相障碍患者的认知行为治疗需要预先评估。它分成三段时间进行,在交谈中实行。平均三次预访谈就够了,但是根据患者临床历史和患病忍苦程度需要大量的疗程。

第一阶段:临床信息搜集

第一阶段在于临床数据搜集。治疗师追溯双相障碍史,重新制订病历,询问症状反应。在第一次谈话中,不仅要进行症状学评估,还要进行患者需求评估。根据这两个方面,治疗师能够像在教育方法的任何时刻一样确定治疗方针,甚至能够驳斥由于症状特性、患者要求的天性以及不想进行心理治疗等因素出现的治疗迹象(Vera，Mirabel-Sarron，2004)。

第二阶段: 功能分析

能够通过认知行为治疗得到改善以及需求符合治疗方式的患者,可以进入第二阶段的评估: 功能分析。这个很重要的阶段目的在于鉴定和更好地认识及了解症状。

过程

首先是确定基线,也就是明确会诊开始时的行为频率和强度。

这个半结构化的访谈组织严密,能够在最后建立认知行为心理假设,并解释症状的出现和持续。

功能分析,在今天称之为"临床案例概念化",包括两个时间段: 一方面是由功能分析图支持的访谈,另一方面是功能或概念化假设公式,也就是说根据行为和认知机制理解患者痛苦。它涉及将实验理论范例运用到临床中去。

实际上,需要对每种无用的行为进行功能分析。它们是等级化的,患者选取一个目标行为作为治疗契约中的第一个目标。一份详细的、结构化的功能分析因此能够提出一份特定的、合适的治疗契约。

功能分析需要特殊的培训和训练(Vera et Mirabel-Sarron，1993,1995,2004)。它依靠新的方法,这些方法将行为障碍分析用于临床。

这项工作就是以历史性和同时性的方式分析作为患者"问题"的行为。阐明个人的历史,以便了解该项痛苦之源的行为是如何形成的。然而这个历史性仍然不足以定义为何病理学行为持续至今。对当前病症的因素分析也必不可少。各种模型被提出以便成为此次谈话的提纲。

功能分析是相互作用的概念化,它将行为问题和认知以及情绪相连接,也会和之前的经历以及后果相联系。一次有效的治疗介入它必不可少。诸多研究(Segal,Safran,1990;Persons,1993)表明,TCC失败的主要原因来自不完全的或者不实际的功能分析。

行为模型的建立

我们记得情绪经验模型的建立成了许多假设的起点。詹姆斯在1884年提出面对情绪引起联想的情况,会出现身体变化,然后意识到变化,最后经历真实的情感。

更近的,沙赫特和辛格在1962年率先将认知引入到情绪进程中,并且描述了总体生理激活和认知解释的相互作用。各阶段包括:

- 知觉情况;
- 认知解释;
- 生理激活;
- 情感经历。

在知觉情况和认知及情绪之间存在双向关系。因此,在对这三个点之一提出治疗技术前,治疗师应该预测剩下的两个点可能产生变化后的结果。

各种功能分析模型

SORC 模型

这个模型的首字母含义是:

- S 是"刺激"（Stimulus）；
- O 是"机体"（Organisme）；
- R 是"患者的反应"（Réponses du patient）；
- C 是"结果"（Conséquences）。

　　它肯定是最简单的模型，但是它同时阐释了 B. F. 斯金纳"强化"行为方法的基本原则。

　　B. F. 斯金纳的实验重视强化概念，也就是说所有生命体的行为都因行为结果而发生变化。因此，行为因可用的强化量的不同而不同。当正强化少的时候，患者的反应很有可能会减少。

　　正强化，和所有的强化一样，可以有不同属性（行动、物语、社交……），它可以提高行为的可能性。

　　负强化同样提高了行为的出现。这并非涉及一个仅仅抑制行为的惩罚。

　　回避反应或者耗尽出现的可能性通过厌恶程序提高了。对不适当反应和行为策略来说，对"回避反应"概念的理解非常重要。恐怖症患者最害怕发光体；逃避反应对他来说已成为习惯。抑郁症患者因为缺少自信而害怕接触其他人，失去必不可少的动力……对其他人的回避反应使他无法面对他人，而他认为自己的个性是无害的。对大部分患者来说，社交恐怖症可以来解释这一现象。

　　访谈中收集到的信息能使治疗师制订一个图表，上面有刺激、机制和结果的相互作用的箭头。在情况的水平面上，我们区分情况的属性、表达的说明和相关的情绪，根据结果，可以导致态度和行为。

SECCA 模型(由考特欧提出)

- ■　S 是"情境"(Situation);

- ■　E 是"情绪"(Emotion);

- ■　C 是"个人信仰"(Croyances personnelles);

- ■　C 是"环境结果"(Conséquences sur l'environnement);

- ■　A 是"预期"(Anticipations):患者关于情况的担心或预测。

无论使用何种方式,功能分析的目的始终是提出关于问题行为发生、维持和决定因素的功能假设。

如果功能分析不遵循正式的范例,第二次谈话中治疗师就具有了一种指示性的属性。信息的研究是必不可少的(何地、何时、如何、每天多少次、和谁、和什么、什么在行为前、什么减少了行为、什么增加了行为、什么使之消失、行为和环境间的关系是什么……)。

临床收集和传统临床访谈非常不同,因为它以科学方法为基础,旨在理解行为障碍的功能假设。

奥德利的功能分析,双相障碍Ⅱ型

奥德利是一位 36 岁的已婚患者,2 个孩子的母亲。

她在 15 年内经受了 7 次抑郁发作,其中 5 次需要住院。

她的轻躁狂发作从来没有引起足够的轰动以警惕周围人,和许多双相障碍Ⅱ型患者一样(抑郁＋轻躁狂),她没有得到及时诊断;结果,她的情绪调节治疗晚了整整 5 年。

奥德利的情绪痛苦借助 SECCA 图表而概念化,对奥德利的功能分析见下图。

抑郁的功能分析：SECCA 图表

共时性部分

预期
- 考试失败
- 不理解别人对自己的要求

情境
- 工作时

情绪
- 抑郁
- 感觉自己不在"高处"
- 感觉自己什么都不懂
- 自我贬值

开放式行为	封闭式行为
<ul><li>哭泣</li><li>抱怨能力不足</li><li>沮丧</li><li>情绪不稳</li></ul>	<ul><li>深思熟虑</li><li>沉湎于短处</li><li>随意转移</li><li>注意力无法集中</li></ul>

历史性部分

谈话的历史性因素
- 软弱的父亲
- 抑郁的外婆

初次发病因素
- 新的学习

加速因素
- 有害的氛围（特别是工作）
- 感到敌意和挑衅的气氛

轻躁狂功能分析：SECCA 图表

共时性部分

预期
- 感觉什么都不会来

情境
- 工作中
- 私人生活中

（续表）

<table>
<tr><td colspan="2" align="center">共时性部分</td></tr>
<tr><td colspan="2">情绪
● 情绪不稳
● 紧张
● 感觉自己成为受他人评判的目标</td></tr>
<tr><td>开放式行为
● 家务和电话上的时间增加
● 强制购物（衣服、饰品、洗漱用品）
● 应激性</td><td>封闭式行为
● 相信她
● 可以承担一切</td></tr>
<tr><td colspan="2" align="center">历史性部分</td></tr>
<tr><td colspan="2">谈话的历史因素</td></tr>
<tr><td colspan="2">初次发病因素</td></tr>
<tr><td colspan="2">加速因素
● 服用兴奋剂
● 突然中断情绪调节治疗（锂）</td></tr>
</table>

第三阶段：定量评估

病症的定量评估同样进行着，在治疗师向患者建议个性行为和认知治疗方案前。

功能诊断阶段，病症的定量评估和同患者交流维持病症因素的假设相联系。它涉及治疗开始前一个特定时刻患者行为的真实写照。

在第一或第二阶段结束后进行评估，治疗师能估算出发展时间。它依靠各种问卷和用来评估的工具。它也要求额外的心理总结（智力测验），或者其他用来巩固功能假设的准临床调查研究。量化将在治疗合约结束后更新，以便评估已有行为的变化。

治疗师同时通过调查问卷让患者进行自我评估和他评，同时填写抑郁和焦虑量表，以便获得患者情绪的额外评估。这些量化的结果会告知患者,然后向他解释并讨论。

自我调查问卷包含一系列建议(或项目),用来衡量各种临床和认知行为症状。书面文档由患者填写。每份调查问卷的总分反映了病症的强度。工具的选择根据心理痛苦类型和治疗师的习惯。所有评估工具可用于抑郁、躁狂或正常心境,签有研究协议的患者,依症状和在患者人群中的统计意义而定。根据敏感性,调查问卷的结果因人、因时、因精神困难和治疗进程而异。信度保证在类似的情形下问卷能给出类似的结果。效度确保评估的是抑郁而非其他。

自我评估量表

奥德利的治疗前评估的包括三份自我调查问卷。

MDQ 问卷(心境障碍问卷)(Hirschfeld et coll.,2000;译者 Rouillon et Lovell,2003)

1. 用"是/否"回答 16 个问题,"您是否有过不像通常情况的阶段,何地……"针对日常生活习惯。

2. 如果您在不止一个问题上回答"是",它们中的一些是否发生在同一时段?

3. 这些问题是否使您不能工作,产生家庭困难、法律困难、经济困难或促使您吵架到了什么程度?

☐ 没有问题

☐ 小问题

☐ 一般问题

☐ 严重问题

奥德利的回答:

1. 10。

2. 是。

3. 一般问题。

问题 1 的得分高于或等于 7,问题 2 回答"是",问题 3 回答"一般问题"或"严重问题"很可能反映了双相情感障碍。

贝克的抑郁症清单(问卷摘要)(皮绍译)

最初形式的贝克抑郁症清单包含 21 项,包含所有的抑郁症状群。摘要形式只选取了和贝克量表总分最密切的项目,共 21 条,和临床医师评估的抑郁症状强度最密切。

实际上,患者被要求根据一个简单的原则填写问卷调查:划出所选答案对应的号码;如果一个系列里的提议都符合的话可以选若干号码。

贝克抑郁症清单里,每一项对应四个句子,描述了症状的四种强度,从 0 到 3。在统计中,只考虑同一系列里分数最高的。总分是所有 13 项的分数加起来的总和。分值从 0 到 39。分数越高,患者抑郁程度越严重。

奥德利得 4 分。

根据贝克和比姆斯多佛对严重程度的界限,0 到 4 之间不存在抑郁症。

昂斯特的轻躁狂问卷调查(Angst, 1998;最近被 EDIDEP 研究翻译和生效)

必须回答 19 个问题并在相应的"是/否"空格上打叉,考虑最近一次发作患者感觉"全身畅通""幸福""不安或易怒"。

这个评估面向患者终生。

奥德利对"全身畅通;幸福"和"不安或易怒"两种状态进行了区别。我们因此得到了两个分数:

"全身畅通;幸福"状态：13；

"不安或易怒"状态：15。

获得 10 分就可以认定存在躁狂发作或轻躁狂发作。

他评量表

汉密尔顿的抑郁量表(Hamilton，1960)(圭尔菲等翻译和生效)

因国际抑郁症量表而知名,17 项的版本使用最多,并且由汉密尔顿本人推荐。它由访谈人在谈话后填写,针对过去的一周。

9 项评分为 5 分,8 项为 3 分。0 分意味着症状的消失。

总分是各项得分之和。

诊断标准(根据 Beck et coll. ,1988)：

- 0—7,无抑郁；

- 8—17,轻度抑郁；

- 18—25,中度抑郁；

- 26—52,重度抑郁。

由于缺少诊断标准,哈密尔顿的量表成了抑郁强度评估的良好工具,因此是抗抑郁治疗效果的指南。

哈密尔顿的焦虑等级(1959)(皮绍译)

这是最常用的、对心境变化十分敏感的量表。它包括 14 项,由治疗师在临床访谈后评分；0 分意味着焦虑消失,4 分意味着是临床实践中从未遇到过的极端焦虑。

总分为各项得分之和。

诊断标准(根据 Beck et coll,1989)：

- 0—5,无焦虑；

- 6—14,轻度焦虑；

- 15 以上,重度焦虑。

也可能有一个精神上的焦虑分数和一个身体上的焦虑分数。

奥德利的昂斯特问卷结果证实了轻躁狂发作的存在。

贝克的量表相反地指出没有抑郁状态,因为它显示的是测试签订时的状态。

这个情形和治疗指示完全兼容。

这种情况在实践中得到了说明,尽管量表和调查问卷结果还不严密,但这非常正常,因为患者处于发作期间,双相情感障碍很可能证实了病历中的结论。

治疗合约和目标

治疗合约

临床信息收集、功能分析和量化后,应向患者解释以病理行为为基础的假设,并确定治疗合约。推荐的方案既总结了治疗的主要目的,也总结了考虑到的行为和认知技术。

治疗师提出并记录下根据假设制订的治疗方案。也在这时解释并探讨了治疗过程中突然出现的敏感问题和困难。

> 治疗师:"TCC 开始前,通常患者和治疗师双方都会签订一份明确治疗内容尤其是主要目的、使用技术、使用方法的合约,并会明确疗程数量以及时间地点。"

治疗合约包括主要目标,一张个人目标清单并由治疗技术补充完整。这份 TCC 合约一式两份,患者和治疗师各持一份。

为了帮助患者更好地认识所患疾病和情绪波动、最有效地控制最初的症状,他决定使用行为认知治疗,根据 M. R. 巴斯克和 A. J. 拉什的《双相情感障碍的认知行为治疗》(*Cognitive-Behavioral Therapy for Bipolar Disorder*)(1996 版)和巴斯克的《双相情感工作簿》(*The Bipolar Workbook*)(2006 版),治疗包括:

■ 心理教育第一阶段,包括双相情感障碍信息、药物和患者的双相障碍症病史;

■ 第二阶段用于学习跟踪发病预兆和管理症状的技术;

■ 第三阶段关注患者的社会功能,疾病对人际关系的影响,问题解决技术带来的改善。

这个治疗将在 9 月份开始……在我的工作室……需要 20 个左右的疗程,90 分钟。

文森制,7 月 27 日……

签名

治疗可以看作是通向出游的小道,等级化的目标是沿路的里程碑,为了在两个里程碑间有所进展,患者学习各种心理认知方法,使他可以克服阻碍他前进的障碍。

在认知和认知图式上的任务可以立即运用到患者的现实生活中,以帮助他从情绪痛苦产生的绝境中走出来。

每次疗程结束时,患者要完成两个任务。第一个是从治疗师那儿学来的认知任务。第二个是选择清单中要实现或强化刚达成的行为目标。

一般认知行为帮助

抑郁和躁狂的特定认知行为技术

这里我们一起总结大部分方案中容易衰退的主要部分。

抑郁的行为治疗方法

■ 重复重建正确昼夜循环的重要性。

■ 回顾抑郁症(感到沉没、超载、没用……)中经常出现的行为历

程,重读嗜眠症循环图和想要中断这个循环时治疗师教患者扩展活动程度的策略:

→ 分配渐增的任务:治疗师和患者合作确定,从 1 到 2 个非常简单的任务来开始,以保证成功;然后,逐渐地提高任务数量和复杂程度来接近对患者来讲已经习惯的活动;

→ 制订每周活动计划;

→ 记录活动的掌握程度和乐趣:患者在 1—5 的等级里给每个日常活动的掌握程度和乐趣打分,这些评估可以使治疗师开始转变认知失衡的工作(例如,他记录了相比成功来说多得多的失败);

→ 分配愉快的任务,使用活动评估等级:患者会在开始和结束时,针对每个活动,评估情绪、能量和以 1—7 等级,评价对生活的看法;

→ 建立可以对抗抑郁情绪的行为索引和可以实现连续阶段目标的行为索引;

→ 通过使用贝克的《日常活动日程》(*Daily Activity Schedule*)促进活动分级。

除了这些提高活动数量和质量的技术外,治疗师还可使用加强个人效率的方法,例如:

■ 放松疗法,减少焦虑;

■ 娱乐:听音乐,回忆美好的过往;

■ 自我肯定:角色扮演,治疗师帮助患者建立更活跃、更适应人际关系和职业环境的行为。

轻躁狂的治疗方法

治疗教育:

■ 睡眠时间变规律多亏了日常的自我记录,明确情绪的变化,其中评估笔记显示睡眠时间减少;

■ 识别预兆迹象;

■ 按日程工作;

■ 学习区别愉悦的"身体"情绪和轻躁狂情绪;

■ 行为技术,被称为"刺激控制",就像控制吸烟、喝咖啡、饮酒或饮食、身体锻炼一样,加剧了心境波动;

■ 患者学习技术来调节活动率:坐一会儿,微放松技术……

■ 轻躁狂或躁狂状态的后果;

■ 学习依据现实顺应心境;

■ 使用日常载体记录认知;

■ 学习(必然受限)行为"经验";

■ 听取自信的人的观点;

■ 在限制范围内发展多方面的潜力;

■ 减少性格中的冲动和粗心的行为:

　→　学习"行动前 48 小时"规则;

　→　要实现的活动计划和安排;

■ 学习调整休息和收听时间;

■ 学习预测潜在的问题和解决策略;

■ 学习平衡情绪产生的"强度-持续时间",

■ 病理学情感外露阶段实际经验研究;

■ 心境破坏和随意转移延迟发生;

■ 识别认知图式。

这些策略在躁狂发作的预兆期间或者轻躁狂期间都很有效;此外,只有药理学治疗能够调节情绪。

117

要　点

1. 认知行为治疗是一种有时间限制的心理疗法；它可以和其他治疗手段一起使用。

2. 它不是药物治疗的替代品，它是补充。

3. 它极大地提高了情绪调节的依从性。

4. 它具有针对双相障碍及其治疗的教育部分。

5. 它教患者熟悉自己的情绪：将其量化，观察正常或不正常的变异，懂得日常变异，鉴别情绪高度反应的因素。

6. 它教患者行为和认知策略以便在情绪起伏时能够得到更好的管理。

7. 能够通过周围亲朋好友的参与和合作，详细鉴别情绪障碍复发前的预兆迹象。

8. 复发前的因素鉴别能够补全对疾病的认识：易感性的生物学因素，个人和情感的心理易感性以及加速情绪发病的压力因素。预防因此适用于所有精神状态。

9. "特征"或疾病社会心理结果的鉴别能够降低对疾病的罪恶感和羞耻感。

10. 通过连续治疗，治疗师与患者一直在朝着越来越早地预防复发、改善治疗联盟工作质量的路上前进。

第四章

帮助双相障碍患者的行为和认知工具

所有方案都会用到一系列行为和认知工具以便学习管理情绪的起伏。第三章里每种 TCC 方案的新颖之处在于工具、使用方法及其顺序的布置。我们可以区分三个阶段：

- 学习行为工具；
- 识别急性发病迹象；
- 学习认知工具（识别与躁狂或抑郁心境相关的思维）。

让我们依次复述这三个阶段。

行 为 技 术

所有行为技术的目的在于评估情绪及其强度、变异和不稳定根源，更是为了面对和培养特定的个人能力。

它们会重新使用众所周知的方法来管理抑郁情绪（任务计划、规定有趣的活动、问题解决……），可以适用于躁狂或轻躁狂心境的管理。

区分正常心境和不正常心境，如抑郁、躁狂或轻躁狂

我们在第三章里讨论过一个基本的工具，能帮助患者评估自己的心境：心境图。

患者逐渐得以辨别心境和环境反应性波动，个性、焦虑……和反常波动，这反映了躁狂症。

这种情感区分是基本的，可以使患者在没有错误归因的情况下接受自身反应。

抑郁和躁狂症状单

教会患者在从抑郁到躁狂的连续体里评估症状非常重要。识别抑郁症通常要比识别心境转变到轻躁狂要容易，这就是为什么之后更加强调轻躁狂和躁狂发作的原因。

躁狂或者轻躁狂的经历对患者来说可能是引人注意的，有时候甚至是不可抑制的；研究患者经历的负面结果能够帮助其回忆起劝阻事件。比起卫生专业人员口述的指令，患者更容易被自己的经历说服。

从前阶段的描述会有一定的作用，因为既往病史可以成为患者指令的最好来源。患者因此根据从前的经历制定了症状清单。

以下问题可以帮助收集躁狂病史：

- 和躁狂或轻躁狂发作联系最密切的情形是什么？
- 在这些阶段期间，您在想什么，做什么，感受到什么？
- 这些阶段期间您的想法是什么？根据您的经验，躁狂和轻躁

狂是怎么使您觉得一切都好和做了不谨慎的事?

■　哪些是您记得并且想避免受其困扰的东西,什么还控制着您?

■　您从躁狂和轻躁狂的经历里学到了什么?

■　基于您所说的,您可以采取什么措施来避免复发及其后果?

对这些问题的研究表明,要用尊重和共情的方式提这些问题,因为躁狂的结果也许对患者来说非常痛苦。

调节生物节奏

双相情感障碍患者生物节奏的变化有时间错位(Ehlers et al.，1988；Molkoff-Schawartz et al.，1998),或者对每日常规如吃饭时间的变化很敏感。

首先要向患者展示规律的日常活动的重要性;这需要制订计划,对细节予以特别关注,对自发行为的自我约束,包括睡觉时间或吃饭时间。

任务规划

和治疗师合作,患者制订接下来的日子里的活动计划。这些活动越来越难着手。活动的选择要考虑到患者生活中的频率,实现的概率,困难的程度和它们带来的满意度,甚至是乐趣。

可以让患者自我记录活动的执行程度和乐趣。

记录的目的是为了提高患者的控制感,同时讨论乐趣的方面。

实际上,要求患者根据 5 点量表评估活动的执行或控制程度。对同一个活动,在另一个 5 点量表上评估相关的乐趣(0 意味着"没有相关的乐趣",5 意味着"最大的乐趣")。

　　患者将这些小的评估等级加入到日常活动记录中;开始的时候,他可以借助一个结构化工具(PES)或者有趣的活动等级。这个等级包括 80 个日常生活情形,伴有执行和相关乐趣程度评估。

　　这个记录体现了许多益处。它向患者展示,对一些活动,患者可以体验到执行的感觉和/或乐趣的感觉。这些情感满意度根据活动而异。另外,执行经验和乐趣之间在某些情况下不存在联系。临床经验表明评估促使患者重新一点点发觉令人满意的有趣活动。

　　第三章里的活动自我记录或《日常活动日程》(Beck,1979)可以帮助患者建立日常活动。起初的目的是对抗患者抑郁状态期间的"嗜眠症"。

　　将该技术提供给双相障碍患者,使他们能够对心境"高""低"作简单评价。在可能的轻躁狂患者身上,它引导患者提出了一些问题:

■　引起了患者对特定和重要的东西的注意;

■　单独制订计划会微妙地影响患者,使病情发展减速;

■　任务制订的使用是为了接下来一周制订合理的方案。

　　如果患者极大地超过了计划,他会很兴奋。

　　他可以制订计划,然后取消最没有优先权的项目。如果没有达到目标,我们会让他意识到相关的想法(认知)。抑郁反应通常是"一切都重要,我想完全地享受生活,这是懒惰"。

　　治疗师向他解释按统计学观点,一切都重要是不可能的,使他检测假设;的确,减少计划的同时,患者能利用好休闲时刻和对别的任务付出努力从而完成计划,这会伴随更少的问题。

　　利用时间表能够在执行完每次行动后评估乐趣,提高生活质量。

然而,在躁狂和轻躁狂发作期谨慎操作是必要的,因为患者会混淆情况控制和大胆行动特征。患者被鼓励完成有乐趣的活动,像园艺、阅读或者运动而不是不正常的游戏(计算机、上网或者自动提款机)、酒精消费或者冒险行为,这取决于根源和社会结果。

描述有趣的活动

使抑郁发作患者可以重拾生活信心的方法之一是参加有意义的活动。抑郁患者和快感消失患者不会自发地去这样做,但是他们能够在受鼓励和治疗师建议之后实现。

基础原则很简单:重拾抑郁状态外的习惯性活动:

- 中断绝望的、受人抛弃的、退缩的恶性循环;
- 锻炼身体;
- 和处得好的人保持关系;
- 明确患者的能力,即使在抑郁情绪下也要改善它们;
- 完成重要的任务会提高周围人的积极反馈,减少迟钝。

治疗师同情那些没有完成任务的患者,鼓励他们将其完成,以使他们感到能对情况予以控制并感到有乐趣。

问题解决技术

教患者问题解决技术非常重要(Nezu,1989;Poinsot et al.,2008),在抑郁发作和轻躁狂发作或躁狂发作期都一样;它通常包括 6 个阶段:

- 确定和明确要解决的问题,以准确的方式阐明问题,认识突如其来的情境;

- 研究所有可能的方案,无论有何关联性,解决方案数量一定要多,即使某些看起来不适合患者;

- 复述提出的每种解决方案,检查优缺点,评估将它们用在患者身上的可能性和可能有的结果;

- 选择最相关的方案,建立一个可改进的、实际的程序来应用所选方案;

- 执行这些解决方案;

- 评估结果并执行所选的解决方案,观察患者如何解决最初的问题,如果最后的阶段评估揭示了不满意的结果,根据还没有解决的方面重新确定问题……用 6 个阶段重新制定一个方案。

教患者"控制负面结果"的原则很有用,可以减少负面结果。

优化社会载体

在治疗的开始时进行一次全面评估(心理的、人际关系的、家人的……)以便评估患者的社会载体。

不幸的是,抑郁症状例如迟钝、快感消失或者社会退缩损害了社会载体,就像我们看到的,患者倾向于自我批评和过分追求尽善尽美,他们的人际关系也会差一些。

同时也应该检查患者与其邻居、朋友和同事的关系,尽管这些人与其的关系不如家人和配偶那么密切。

构成患者社交圈的人数越多,治疗效果越好,可用人员的可能性也提高了。

如果朋友很少,应该引导患者求助双相障碍患者群(例如,UNAFAM;ARGOS,France Dépression)。

识别预警信号

这个预防复发的重要步骤是所有 TCC 方案以及心理教育方法的一部分。

识别预兆迹象

拉姆等人基于一个原则,那就是在躁狂或抑郁发作前,治疗可识别出特异性预兆迹象。拉姆同时非常重视对预警信号的准确观察。他建议鉴定抑郁预兆和躁狂预兆,同时区分三种出现的时刻:

- 提早的预兆;
- 中间的预兆;
- 出现在发作期首批临床迹象前的预兆。

为了编录这些信息,患者可以求助周围的人:他们注意到患者最早表现出的态度是什么? 的确,一些研究显示 62% 的双相障碍患者不会自发地区分抑郁的预兆迹象,大约 36% 的患者对于记录躁狂预兆有困难。于是复发会突然出现,对大部分患者来说都是没有预兆的。这项工作震惊了所有患者,他们发现每个人都有预兆,并且那些预兆是一样的。

在交谈过程中,患者寻找哪种行为反应可以用于每种预兆,以便终止症状的演变。他在表格中记录这些反应,一旦情况发生就投入使用。

每个患者都会制作一份心境状态的外显迹象和行为对应的表格,来更好地管理情绪。

用于鉴定抑郁预兆的治疗阶段非常重要。抑郁预兆平均在3到6周内发作,而且发作很不规律,但是会有时间留给患者行动,只要对其足够了解。

马丁五十几岁了,他患有双相情感障碍Ⅰ型,有规律地接受心境调节治疗,但是他对所有的压力敏感,"会过度反应",他说。他注意到压力升高使自己脆弱而且经常导致自己旧病复发,情绪要么超"低"要么超"高"。

根据拉姆的方法,首先重新制订抑郁发作的预警迹象摘要(见下文)。

抑郁预警迹象阶段

阶段 1: 抑郁早来迹象(一周)

■ 比平常睡得多,早上感到麻木或者工作回来后就睡觉。

■ 同事认为我很累,我感到和他们去自助餐厅有困难。

■ 我开始看待一切都很黑暗,很悲观。

■ 工作减速。

行动

■ 忍住不睡觉。

■ 制订优先事务清单并坚持。

■ 组织有趣的活动(例如外出、遛狗、吹萨克斯)。

阶段2：抑郁中间状态(2周)

■ 半夜醒过来1到2次。

■ 我对自己不再有信心,我感到疲劳、不安全……

行动

■ 减少工作。

■ 周末和朋友在一起。

■ 确保所从事的活动很有趣。

阶段3：抑郁发作推迟(2周)

■ 早醒并带有负面想法,有时候很阴沉。

■ 工作时,我感到别人在评论我,开放式办公室的隔壁同事觉得我没做什么事情。

■ 我不想再一个人去街上,去上班的路成了地狱。

行动

■ 停止工作。

■ 看精神科专家。

马丁在躁狂发作时也进行了这项工作(见下文)。

躁狂预警迹象阶段

阶段 1: 我的躁狂提早迹象(1 到 2 天)

- 只睡几个小时。
- 亲人跟我说我易怒,我的反应很激烈。
- 和我的妻子女儿争吵。
- 感到异常有活力。

行动

- 尝试待在床上,即睡几分钟。
- 问自己是不是做得有点过了。
- 优先做某些任务,尽可能冷静地做。
- 不要做太多,休息一下,留点时间吃个饭,等等。

阶段 2: 躁狂中间阶段(2 到 3 天)

- 我思考很快,我处理文件很快。
- 几个小时的睡眠时间对我来说已经足够。
- 打很多通电话,本来不是很喜欢打电话,但现在交谈自如。
- 叫别人快一点(这让别人觉得我在生气)。

行动

- 同时做点运动。
- 减少兴奋。
- 打电话给精神科专家。

阶段3：躁狂发作推迟（维持一天）

■ 思维很快，我为公司制订许多计划，大量地远距离出差。

■ 在无聊的东西上花费金钱，买一些没用的东西。

行动

■ 增加药物。

双相障碍患者对疾病预兆的认识可以减少躁狂行为带来的结果。

这些行为的发作是生物过程、生活事件、信息治疗和面对情形的不同能力互相作用的结果。因此，帮助患者认识情绪的感情外露可以减少循环；不能再增强生物和环境因素。

如果首批症状出现，躁狂患者可以借助以下问题：

■ "为什么我现在需要做这些？"

■ "如果我明天做的话会发生什么？"

■ "如果我筋疲力尽将会发生什么？"

这三个问题可以阻止活动的增长。

某些迹象是共同的，例如"标志性复发症状"是不变的，其他迹象对每个患者都是特殊的。

发病因素管理；预警迹象

当患者处在压力之下，就像马丁向我们描述的，他们的适应能力受阻，于是有很高的心境变异风险。

治疗师教导患者怎样更加有效地解决问题，因为躁狂或轻躁狂初期改变了患者的适应能力。

一些指导可以更好地帮助管理复发前的压力：

■ 评估以前危机的发端以便预防复发；

■ 确定生活、工作、各种关系、休息中的主要目标；

■ 确定克服步骤以便达到目标；

■ 应用"问题解决"技能解决困难(确定问题,给出答案,权衡利弊,选择最有利顺从大流的,执行选择,检测演变)；

■ 使用刺激控制；

■ 最小化某些情形或活动,例如：

　→ 使用酒精和不合规定的治疗；

　→ 过度消费和不受监督的消费；

　→ 冒险行为；

　→ 对陌生人予以冲动性的慷慨和信任；

　→ 使用致命武器：该活动在冲动型患者中是不适当的,对自己过分自信,行动前不考虑后果；

■ 限制和带有危险行为的人接触；

■ 如果可能的话,避免会影响睡眠的夜间工作；

■ 在重要约会前延后会造成极端感觉的活动。

没有必要给患者一张禁令清单,因为他们在欣快症和易怒阶段会感到特别受到控制。

面对某些喜欢做被禁止的事情的患者,治疗师会要求列一张违反行为清单并对其作出评估。

如何管理延迟的预兆迹象?

某些患者认为他们的情绪依赖于自己的意愿,其他的认为一旦处于躁狂发作,就什么都做不了了。干预躁狂发作确实很困难。然而某些技能可以抑制易怒和欣快症的加重。

进行放松疗法和呼吸控制

欣快症和易怒可以通过放松疗法和缓解交感神经系统兴奋技能来调整。

雅各布森的放松疗法可以降低肾上腺素水平,因此可以降低患者在情绪峰顶时反应的风险。

双相障碍患者可以通过过度换气来缓解兴奋。然后,他们以兴奋为信号,坐下来平静地呼吸而不是深呼吸,学习像浪潮那样柔和舒适地呼吸。

呼吸控制技能

目标是避免引起血液中 CO_2 含量降低的换气过度,导致例如头晕、心悸、四肢发麻等症状······

一个方法:

■ 要求患者计算一分钟的呼吸次数;

■ 规定他通过吸气和呼气时各数 1、2、3 来控制节奏,使用腹式呼吸;为了这样做,最好将一只手放在肚子上,它将会起伏,另一只手放在胸脯上,不应该移动;

■ 好的结果是每分钟 7 到 8 次呼吸;

■ 一定要早晚练习。

另一个方法(迷走神经技术):鼓起腹部屏住呼吸,运用 Valsalva 动作引起的心血管反射来减少换气过度导致的症状。

认 知 技 术

认知技术包括情感思维定位、远离悲观或崇高情绪以及认知图式识别。

双相障碍患者的认知

双相障碍患者的认知的特征

若干研究表明双相障碍患者的认知力不同于单相抑郁症患者和对照组(正常人),体现了解决功能失调思维材料的重要性。

第一份详细的研究(Goldberg et al. , 2003)将轻躁狂或躁狂患者和单相抑郁与没有特殊病理学的对照组的认知对比。的确,不合适的认知和信念被认为在抑郁发病机理中扮演了主要角色,但是躁狂的认知方面相对发现较少。

研究涉及 75 位患者:23 位双相障碍患者,28 位单相障碍患者,24 位标准患者。

CCL - M 量表有 61 条项目(躁狂认知检查表),由贝克及其同事实现,用于该研究以便在小组中评估认知和躁狂或轻躁狂的关系。因此得到和躁狂有关的信念的总分,一些分量表分数用以评估以下 7 个领域:

(a) 个人重要性夸大的感觉("我是最好的");

(b) 人际关系的崇高想法("每个人都爱我");

(c) 不适当的花费("我可以想花多少花多少");

(d) 兴奋和冒险("没有激情的生活是无聊的");

(e) 失望或对他人不宽容("其他人都太慢了");

(f) 有目标的过度活动("我要弥补时间上的损失");

(g) 对过去和未来超级乐观("我的生活那么美好")。

结果表明,在各领域,比起单相障碍和标准患者,躁狂或轻躁狂双相障碍患者有着更多不适当的信念和认知功能障碍。

作者从中总结,提早鉴定这些和躁狂症状相关的认知非常重要,有助联系认知心理治疗和药物学治疗的目标。

第二个研究同样表明认知的特殊性,这次是在社会领域。

里昂等(Lyon et al. ,1999)比较了患者社会认知的三个样本(躁狂双相障碍、抑郁双相障碍和控制患者)。他们要求患者决定6个消极和积极情形中突然出现的事件归因于什么(外部归因或者起因于自己——内部归因)。

比起积极事件,抑郁患者更多把消极事件归因于自己,伴有自我贬低倾向或者自责,这类情形在抑郁患者身上出现得多于控制组患者。

躁狂患者的反应更加复杂:一些反应和控制组患者相似,其他的和抑郁患者相似。

躁狂双相障碍和抑郁双相障碍之间的相似好像证实了疾病两极之间连续的假设。的确,双相障碍患者改变个人价值情感的能力引导他们走向了另一个极端:为了降低自尊,他们变得抑郁,为了触发防御态度来提高个人价值情感,而出现了崇高的认知,使之成了躁狂状态的一部分。

除了和单相抑郁患者不同的认知,这些信念与三种认知机制的反应相关:

■　认知刚性;

■　完美主义；

■　自传体记忆能力弱。

这三种特征构成了妨碍患者解决问题的能力的因素(Blatt，1995；Ellis et al.，1986；J. Evans et al.，1992)，危害治疗的进行。

认知刚性是最大的危险因素之一，患者的观点于是变得非常绝对。

和认知刚性一样，完美主义是一个会引起精神不快和绝望的易感性因素。的确，患者倾向于认为事情只能用单一的、惩罚性的以及不合理的方式进行。他们难以接受一个"足够好"的解决方法。他们总是在寻找他们无法找到的完美方法，他们知晓完美并不存在。这种情形就来自完美主义、失望和忧虑。

治疗师建议："您不能一直挥霍您的最大值，不然您的最大值将会成为普通水平。"

这个看法可以做成一张提醒卡来对抗完美主义，它会妨碍最佳治疗关系形成，导致自我批评、对已取得结果的批评，并且强调人际关系问题。

记忆的转变特别在自传体记忆中显示出来，会被牵涉进单相抑郁症(Mirabel-Sarron，2008)和双相抑郁症(Scott et al.，2000)。

最难以回忆、想象和描述过去事件的患者，最难找到问题的解决方法，事实上，他们的认知模型降低了以最优形式探索过去经历教训的能力。

行为和情感比起个人失败或成功经验，更易受从前的功能障碍信念引导。

为了不立即被信念所困:

■ 研究可以支持或者驳斥信念的论据;

■ 列出清单评估问题的诸多解决方案;

■ 保管治疗疗程的记录描述(DTR、日记)可以使患者有许多可用的数据,可在任何时刻助其回忆。

认知和心境调节治疗

科克兰(Cochran,1984)展示了认知行为治疗在锂治疗患者依从性改善中的作用,及其在接下来6个月的治疗。

她注意到患者关于疾病和药品信念的完全评估可以预见治疗依从性;可以改变这些信念以提高药物的介入。这个结果被其他临床医师证实(Newman Beck,1992;Rush,1988;Scott 1996a,1996b)。

某些患者在开始感觉好了点的时候就停止用药。这个停药欲望在躁狂发作时更甚。

躁狂发作的习惯性信念

■ "药物只对感觉病了的人有用。我感到非常健康,没有任何理由再吃药了。"

■ "如果我吃药,我会失去所有好的想法。"

■ "如果我吃药,我会失去所有的力量。"

■ "如果我吃药,我会再次变得抑郁。"

■ "药物会使我进入无聊的因循守旧状态中。"

■ "药物会让我变得更糟而不是更好。"

拒绝治疗更多是为了不想失去力量和控制力,而非怕失去欣快症。

首要的是,治疗师要知道这些信念,以便能够在所有状况下支持患者。

患者抑郁发作时的临床依从性能够使纽曼注意到,他们没有如此多的对抗躁狂发作的想法;我们可以做一个假设,抑郁发作的患者更能感受到痛苦和准备接受治疗。然而,我们在实际中遇到了一些尽管症状维持了几个月但仍反对治疗的患者。

这些患者的抱怨和那些单相抑郁症患者的一样,他们希望不借助于药物来解决问题,主要是因为药物的副作用。

抑郁发作的习惯性信念

■ "我会变得依赖药物。"

■ "规定的药物会杀死我。"

■ "如果治疗师跟我说吃药,那是因为心理治疗对我不起作用。"

■ "我会忘记我已经吃过药而服用额外的剂量;于是我会在一系列药剂过量后死亡。"

■ "如果我被迫按照规定服药,我的生活将会改变。"

■ "如果我在怀孕期间服药,我将再也不能安心地要孩子,而是担心药物造成孩子畸形。"

■ "如果我服药,那么我就是接受成为这些医生的小白鼠。"

这些信念不是都没有依据;过量服用药物会带来严重的并发症、精神错乱。

认知行为策略

4种认知行为治疗技术可以用来转变患者的消极态度,使他们接受治疗,帮助患者加强和治疗的联系。

日常思想记录

贝克提出的记录法(Beck,1995)帮助患者澄清他关于治疗的想法和信念,同时树立关于药品的新观点。

> J小姐停止了锂治疗,她的自我记录揭示了她对准时参加治疗变得漫不经心和对此做法的合理化:"如果我时不时忘记治疗我也不会死,也许我就不需要治疗了。"

> 这种态度隐藏了对药物治疗的极大的厌恶:"我害怕别人说我有精神病,我想要他们觉得我是正常人。"

> 改变关于疾病的想法的同时,她保持了自己的自主和对情形的控制。她没有将自己和治疗师的合作当作是一种服从行为、依赖行为或者完全信任行为。

引导性提问技术

治疗师可以通过苏格拉底式问卷调查(Beck et al.,1979)帮助患者改变关于治疗的消极信念,连续的开放式问题可以使患者鉴定出某些原因或者心理障碍:

第一阶段询问患者的现阶段治疗:

- "您现阶段接受的是哪种治疗?"
- "您在几点进行治疗?"
- "您在接受治疗时遇到了哪些困难?"
- "您最近一次见您的处方医生是在什么时候?"
- "你们的下次预约是什么时候?"
- "您发现了什么好处?"

■ "在治疗过程中您感到有什么副作用?"

答案用来评估患者的行为、感受和信念。治疗师可能需要一些细节:您在接受治疗时发生了什么?

您改变主意了吗,您现在的想法是什么?

分析药物的优缺点

当患者害怕受伤害、抱怨副作用或做出其他针对治疗的消极反应时,他们容易忽略药物治疗的益处。他们可能忘了没有接受治疗时经受过的困难,或者后悔那些不用担心药物治疗的日子。在这种情况下,权衡药物治疗的利弊显得非常有意义。

治疗师可以使用一张两栏的表格,患者在上面记录吃药和不吃药的好处。

这个方法显示治疗的副作用不足以构成停止所有用药。

控制刺激的方法

尽管某些患者在面对药物的时候会有积极的态度,他们在注意力不集中或者组织不力时就无法继续。在这些情况下,一定数量的刺激控制技能可以提高他们回想起治疗的可能性。

患者被鼓励:

■ 坚持一项可以标记日常行为的活动方案;

■ 记录他们在治疗期间会做的事情;

■ 以常规活动的方式将这个活动和治疗结合起来;

■ 找到回忆系统来实现计划,即使在注意力状态非最佳时。

例如:

■ 早上 7 点刷牙和洗脸前接受第一剂锂,在药柜上贴一个字条

"刷牙前服用锂";

■ 中午 12 点吃午饭的时候服用第二剂锂，总是由锂和饮料开始；

■ 晚饭时服用第三剂锂，总是由锂和饮料开始；

■ 要睡觉时，在刷牙前服用第四剂锂，在药柜上贴一个字条"今天的任务完成"。

放置药丸的小匣子是一个简单的工具，药柜里不可缺少，简化了组织。某些患者有两个匣子，一个在早上和晚上睡觉前用，放在浴室里，另一个在工作、午饭或者路上时用。

思想记录

记录情感思想（也叫做认知或者无意识思想）是一种核心技术；多亏这个方法，患者可以真正地完成自我评估，提高效率，保持对情形的控制。

实际上，患者每天记录一个情感上令人满足的情形和一个不能令人满足的情形。另外，如果一个情形源于一个积极或消极程度更强的情感，他将以 4 列的方式记录到治疗手册里：

情　形	情　绪	认　知	行　为

一些非常积极的想法的例子：

■ 高估能力（"我不可能会错"）；

■ 高估运气（"我可以用一种或另一种方法做这个工作"）；

■ 低估风险；

■ 将生活中的问题最小化。

所有这些认知识别技能可以使患者探讨自己的信念，如果需要的话对其进行批评，尝试进行必不可少的调整，重新对偶尔出现的情绪和困难情形进行控制。

对认知的讨论（认知偏移）

识别出抑郁、轻躁狂、极端、二分思想阶段之后，治疗师可以教给患者认知"偏移"方法，使其能够与绝对化思想保持情感上的距离。

传统上，治疗师教患者两种方法：思想转变研究和"证据"检测方法，它们可以使患者重新将实际背景归入他对情形的情感忧虑中。

治疗师要求患者，在真实情况分析中，首先思考和研究除了认知观点以外的观点。这个阶段被叫做偏移方法或者思想转变研究。

第二步是评估。患者用百分比评估和第一次相比的认同程度，然后评估对每种思想转变的认同程度。

填写完思想转变后，实验显示在一次新的评估中，情感程度下降了至少 50％。

认识力充当了治疗师和患者之间的中介，以便产生和管理情绪。方法是情感上的，这就是为什么患者会使用偏移方法和在痛苦阶段重新评估情绪的方法，甚至会在情绪发作半小时后仍使用这些技术。这个方法的情感影响是强烈的，患者和他所处的情形保持了距离。他更容易瞥见各种可以用来解决情形的行为方案，因此他在走出情感枷锁后重新得到了行动自由。

这两个阶段一开始是和治疗师一起以疗程的方式进行。患者在疗程中进行学习。询问以理性的而非情感的方式感知实际,在这个方法变得更加畅通、自发前患者要重复无数次,差不多达到自动化。一些作者估计在能够有效使用这个心理学方法前至少需要每日学习,坚持一个月。

这种方法既适用于抑郁焦虑也适用于欣快症。很显然,患者在反对针对现实太过积极的观点时有更多困难,在几周前或几个月前他经历了针对现实的黑暗的观点。

想要测试信念的真实性?

建构主义观点认为,每个人根据知觉、解释、叙述性历史和特应性记忆创造历史。

我们尽力帮助抑郁双相障碍患者并向他们建议自我记录标准思想,观察自身行为和观点,解决问题和用更加务实的方法思考。做这一方面记录的目的不在于使他们以积极的方法去思考,而是要帮助他们重拾更加客观的论据以对抗广义的绝望(Newman et al.,1995)。

当患者表现出躁狂或轻躁狂,治疗师应尽力向他们展示如何真实地测试他们的极度积极的思想。目的不是使他们伤心或者将他们的错觉化为乌有,而是要帮助他们谨慎地评估事实。

欣快症和精神不快有着共同的错误或干扰,例如决定性的想法、结论突变、扩大、受情绪控制的想法……

躁狂认知阶段的摘要

■ 以三列记录认识力。

■ 识别和首批躁狂迹象相关的认知。

■ 使用 24 小时活动记录单检查情绪的浮动。

■ 用研究抑郁情绪思想的方法研究和情绪提高有关的思想。

伴有轻躁狂发作的认识力有:

■ "我可以比别人做得好";

■ "我的想法更好";

■ "我可以以 2 倍快的速度做这个";

■ "我是不可缺少的,没有我一切皆毁"。

克服认识力是重要的一步。

关于信念的问题:

■ "我是不是正在将一个想法和它的实现混淆?"(认为一件事是真的,或者即将发生并不意味着它是真的,或者它必定会实现。)

■ "我的想法会受到别人中肯的评判吗?"

■ "现实中哪些因素构成了我的认识力的基础?"(我的想法可以是真的,如果没有对事实和现实从各种角度进行仔细检查,我不会将其视作一个绝对的结论。)

■ "我的观点是唯一的可能吗?"(我如何用另一种方法分析这个情况?)

■ "我在抑郁前如何分析这个情况?"(别人是怎么理解这个情况的?)

■ "我的想法如何影响我的行为?"(我是不是在做我想做的事情? 这个想法可以让我快乐地实现我设定的人生目标吗?

我的思维方法是我想要的吗？这种想法的利弊是什么？如果我的想法的消极结果多于积极结果，我如何从各个角度思考事情和重申原始思想的重要性？)

定义思想过程

思想过程可以使图式朝着认知事件发展。如果它们被称作"认知失调"的错误改变，那么会产生思想逻辑的严重紊乱。

抑郁和躁狂的主要认知失调分成 4 类：

■ **知觉错误**，包括极大化和极小化；

■ **武断推理**，包括思想中的解读、灾变说和个性化；

■ **选择性抽象**或者隧道视觉；

■ **二分思想**或者绝对主义(黑或白，全部或没有)。

知觉错误

它们会导致信息失真，夸大或缩小事实。

对抑郁症患者："太可怕了。我绝不能原谅我居然忘了母亲的生日。"(消极极大化)"打扫厨房一点儿用都没有；我可能永远都没办法让它达到洁净状态。"(积极极小化)

对躁狂症患者："这个计划不能失败。这是几年来最好的想法。这真是太棒了。"(积极极大化)

知 觉 错 误	我 的 例 子
消极极大化	
积极极小化	

极大化

在抑郁和躁狂中,极大化是由现时情感导致的。当情感的强度降低时,极大化就会减少。

例如,受怒气影响,一个不愉快的情形就会显得难以忍受;一旦冷静下来,它会显得困扰但是可控。因为不愉快的情绪,患者很容易感到被抛弃或者因为一件小事而感到不幸,但过了一会儿,就只剩下受伤的感觉。

要减少可能导致极大化的情感,可以通过和事件及想法保持距离,在行动前多点思考的时间。

一些增加距离的方法:

- 远离情境;
- 花点时间对其进行评估;
- 推迟到明天做;
- 将受到高度评价的事件和其他以前遇到的事情比较;
- 思考别人是怎么处理的;
- 行动前屏住气并从 1 数到 10……;
- 冷静前不去谈论它。

极小化

这种情况在抑郁和躁狂发作时都会发生。

在抑郁状态下,人们会冒险使用极小化来拒绝对抗抑郁情绪的信息,例如,拒绝所有的恭维或赞美。

在躁狂状态下,极小化用于拒绝和积极情绪或者"高大想法"相对的一切事物。这里包括若干方面:忽视危险,例如超额花费、超速驾驶、或者比平时性欲更加高涨。

在降低积极或者消极方面时,信息会因顺应精神和情绪状态而变化。

消极的极小化

在躁狂发作时,消极的极小化是一个惯例。例如,人们不考虑重要的细节(如情形的风险或不便)……一个想法的积极方面可能会显得很明显,即使这不是真实的。

为了避免极小化,需要提出以下问题:

■ 我的想法或者计划的缺点是什么?

■ 它会有风险吗?

■ 我是否正在忽视一些重要的东西?……

积极的极小化

通常,我们会因为谦逊或虚心来减少积极或恭维。排斥赞扬是一种举止规范,但是实际上,赞美会带来快乐……在抑郁或易怒情况下,积极方面被降到最低,因为它变得无法使人相信。

最小化积极的通常方法是:

■ 降低成就,因为不值得;

■ 用消极思想消除积极思想;

■ 贬低恭维。

积极的极小化对高期待的人或完美主义者来说尤其是一个问题。什么都不足以达到完美。一旦有这样的想法,就不可能因为一些最后可能会成为大成就的小赞美而开心……

坏情绪会导致一切都会出现错误、减弱甚至所有对立面即好的方面完全行不通等想法……

一些人甚至在非抑郁状态下也会低估积极面。他们总是想事情的糟糕面,为什么这不行呢,或者想那些会减少积极事件的事情。这是悲观主义。对他们来说,杯子总是一半空的……

为了控制极小化,我们可使用一个叫做"停止思想"的方法。这是一个用于治疗反刍和纠缠思想的策略。它的目的是通过用更为真实的东西替代原有想法来停止极小化。

停止思想包括三个阶段:

- 第一个阶段是抓住"现行犯"。这是最难的部分。可以寻找家人或朋友的帮助……可能存在很容易辨认的说明图……

- 第二阶段是极小化一旦出现,就通过威严的语气对自己说"停!"来控制思想,要用最大的声音(在脑海里)对自己说……

- 第三阶段是用更加积极的东西改变思想。例如,在一味贬低赞美时,对自己说:"停! 最好说谢谢来代替。"在出现极小化时,应该尽力对自己说"至少,我做了点事情"或者"也许这不是什么大事,但也挺重要的"。

武断推理

这个错误思想来源于人们想要在一切元素到位前就猜测或得出结论……在抑郁状态下,结论将是消极的。

在躁狂发作时,它们可能会太过乐观,易激惹将增加怒火。

通常,在所有必需的论据准备好之前得出的结论往往带着情绪色彩……它们极有可能不正确。基于对这些结论的信任而展开的行动,错误就会发生。

有若干种没有证据就得出结论的方法……

思想中的解读	猜测别人所想所感
好的冒险	预言未来的事情
灾变说	基于最坏的局面最有可能发生的原则
个性化	将事情的责任归于自己

思想中的解读

抑郁、焦虑或者易激惹将会使人得出关于人们所想所感的消极结论，认为这些结论的证据存在并忽略所有相反方面……

对思想的解读是争论的一个频繁起因。

避免它的方法是提出以下问题：

- "您在想什么？"
- "您同意我的观点吗？"
- "以我对您的了解，似乎您认为……我说的对吗？"
- "我有时候觉得您把我当成了傻瓜，这使我真的很烦恼。"
- "您可能没有意识到，但是当您在批评我时，给人一种您是完美的，而我则是相反的感觉，您真是这么想的吗？"

好的冒险

为了避免预言需要记住，不是因为对未来的建议产生了它们是正确的看法。很多人认为他们的初印象是好的。如果人们认为在伤心时可以相信本能，就会相信最先进入精神的想法很自然……其实，这些对应激的事件产生反应的最初想法一般饱含了情感，而情感歪曲了思想……

为了对抗没有证据的预言，需要考虑其他可能的出路，而不是停在第一个猜想中。

为了不对应激事件得出仓促的结论，最好考虑其他可行的办法……并且尝试获取信息。

灾变说

这是"好的冒险"的对立面……由焦虑和担忧引起。认为灾难的到来将加强焦虑和恐慌的感觉，不能改变事件的进程。为了降低灾变说，应该将情形放到未来，预测将要发生的事情。把某物放到未来意味着尽量客观看待此事而不要夸大,不要通过预测得出结论,也不要做错误的假设。

- "事件发生的可能性为多少(100％,50％……)?"
- "其他可能性相同的出路有哪些?"(列出清单并选出最有可能的一个)
- "有没有使事情好转的方法,如果没有,怎么为此准备?"

个性化

抑郁或易激惹阶段,患者想亲自获悉一切的倾向应该在所有反应前得到考虑。

在考虑敏感性时,应该接受其他的我们觉得没那么个人的解释。考虑其他可能性的同时,得出好的结论会令人感到更加舒服。如果其他解释不足以消除自己的不确定,那么就应该询问其他人的意见或者由问题引出他人的观点;患者当然值得这么做。

这些是在我们突然发现以太个性化的方式考虑问题时可以提的问题:

- "这真的和我有关吗?"
- "有没有另外的解释?"
- "有没有可能这和我一点儿关系都没有?"
- "这件事是否足够重要到要关心?"
- "这件事是否足够重要到要讨论?"
- "因为我对这事没有很深的感受,所以我是个不敏感的人?"

选择性抽象(隧道视觉)

这存在于个体只看到和自己观点一致的东西而忽略其他的情形。跳出隧道视觉的方法是思忖或询问他人考虑事情的方法,或可能当事人忘记考虑以下情形：

- 一切都进行得很好；

- 问题都有效解决了；

- 人们都很好；

- 回归很积极；

- 事情正被技术性地执行。

所有这些也适用于太过积极的选择性抽象，试图说服自己和别人一切都会变好，一切都会顺利进行或没有任何理由去担心，而忘记了：

- 有时候我们也会错；

- 错误的判断会导致问题；

- 躁狂症状或几种预示着躁狂发作的症状；

- 某些选择会导致危险。

主要目的是在得出结论前检查所有有用信息。考虑好的和坏的消息，在做决定前抉择肯定和否定观点。

二分思想（绝对主义）

二分思想是对自己、他人或者生活刻板的观点，它过于严格、完美主义，没有妥协余地。有这种想法的人觉得自己不是成功就是失败，看待别人不是好人就是坏人，认为完成大部分事情都存在好的或坏的方法，是绝对主义的好例子。没有合理的中间；一切不是白就是黑。二分思想也包括用这种方法看待人们；要么他们符合我们的要求，要么他们辜负了我们……这样会造成关系紧张。二分思想具有若干形式。三种最频繁的是：

非黑即白思想	绝对的观点,例如好或坏、成功或失败
贴标签	对自己和他人使用批评的标签而不考虑处境或特定的行为
绝对职责	认为人们应该按照鉴定的规则行动和思考

非黑即白思想

有简单的方法可用来控制这种思维模式以便找到两个极端之间的合理中间点:

- 注意极端用词或者"太严重的"词,例如"不可能找到比我现在做的更差的工作"。

- 如果所用的词不合适,尝试转变思想以便将其变得更合适。例如"这不是最差的工作,但是这个工作中有许多我不喜欢的地方"。

- 如果不可能转变想法,在纸上写出每个极端情况。例如"世界上最坏和最好的工作应该是什么?"

- 有什么妥协方法? 介于最好和最坏之间的工作应该是怎样的? 把其他人的工作放在极端间的连续体中。自己做的真的是最差的工作吗?

- 关于这件事情该做什么呢? 这是件容易引起抱怨的事情,需要别人来解决问题。如果表现或生活中的某些方面太过接近"黑白"连续体的消极面,该是进行改变的时候了。

贴标签

应该更加准确地描述情况而不是在自己和他人身上贴标签。

与其说"我很懒",不如将情绪用更加准确的方式记录下来:"因为我没有答应所以我今天没有打扫厨房,这使我不开心。"

一旦问题得到清楚评估,制订计划来纠正并注意可行性会更好。例如,厨房的计划可以是"今天我回来就开始打扫厨房或者明天一醒来打扫"。

当标签涉及其他人,烦扰的态度可以被记录下来,如果存在的话,合适的可能的补救办法也记下来;如果没有的话,就应该去做更重要的或更容易掌控的事情。

与其使用情感标签不如:

- 被打扰的行为应该被准确记录;

- 制订行动计划来补救;

- 如果涉及别人,导致"标签"的行为应该被记录;

- 有没有东西可以作用于人的行为?

- 如果有,尝试解决问题;

- 如果没有,集中注意力在可控制的东西上。

绝对职责

因为期待没有得到满足而对自己和他人失望意味着可能需要改变预期和不要那么严格了。与其把"我应该"作为一个规则不如将其变成偏好或者打算。

若要改变看待事物的方法,更多把注意力集中到偏好上,改变的机会就会出现。例如,与其说"我不应该犯错",不如说"我不想犯错,所以,我会尽力放慢速度,思考和做出更好的决定";把"我应该"换成没那么严格的话语可以把看法变得温和;列出个人的"我应该"清单,把它变成"我想要"清单。

当情感和认知失调控制了行为,就会产生一系列的错误,对事物糟糕的掌控力,冒犯别人以及难以面对问题。

有关思想进程的问题有:

- "我是否倾向于用全盘肯定或否定表达思想?"

- "我是否在说话时倾向于使用某些话?"(例如总是、从来、所有人、没有人,而应该以更为温和的形式,像有时、某些人)。

- "我是否只基于一件事情而没有自我指责?"(我是否在情况评估中只考虑到自己的弱点而不考虑优点?)

- "我是否将一件事情的责任归于自己,但其实我不是唯一的责任人?"

- "我是否在等待自己给出一个完美的态度,然而这根本不可能继续?"

- "我是否将欣赏标准定得太高,要求太多?"

- "我是否对自己的期待超过对别人的期待,就好像我拥有两套不同程度的要求?"

  加速躁狂发作的事件以及预兆鉴定需和患者一起探究。

轻躁狂价值和益处评价

认知技能其实同样适用于抑郁和躁狂发作;只评价抑郁的价值和益处并不合适,而且也不是在抑郁发作时提出。

认识图式识别

认知图式

认知图式是对自己和别人的信念,这是自儿时就获得的,会在记忆中长期存在。

"图式可能是一个特应性认知结构,潜在的生活中的最大部分,容易被某些重大的事情激活。这些图式一旦被激活会改变患者对事实的知觉。他们一般会采取绝对的道德规律形式"(Mirabel-Sarron,2005)。

在贝克的模型中,图式以相对稳定的组织形式结构化;包含患者的外界认识和经验,以无意识的方式运作。他们根据自认为真实的内隐的公式,以自动的方法解释和过滤信息。图式,通常是潜在的,在反应的时候,会导致病理学功能,例如焦虑、抑郁和个性障碍(Hautekèete,2004)。

图式是怎么建立的?是怎么维持的?

有若干关于功能障碍图式的假设:

- 图式缺少演变发展,最初在儿童时,是正常和可运作的。这些图式,如果不随着时间演变,会过早停止在某一阶段并且成为痛苦的根源;

- 在思维内容中过于严格地表达图式("为了被爱,我一定要……""我应该一直保持完美",等等);

- 自童年以来的创伤反复阻碍图式的发展。因此在成年后成了不适应的图式:图式和成年生活不匹配导致痛苦。

双相障碍患者有哪些认知图式?

某些认知图式对双相障碍患者来说看起来似乎比其他的更加特定。图式的激活似乎用不同的方法进行,根据患者处于抑郁发作还是躁狂发作(或者轻躁狂)。

拉姆认为哪些图式被激活了(Lam,2003,2005)?

拉姆团队的经验表明,双相障碍患者的认知图式和自律有关:的确,他们的专心执行使他们经常成了完美主义并带有条件性规则,如"我应该成为最好的"。

很多患者有人际关系图式,包括了对照他们的行为和其他人的行为,"如果我不是最好的,其他人就不会再看我"或者"如果我犯了一个错,其他人就会轻视我"。

这些图式比起事实通常和患者的"感觉"更一致,尽管他们都知道事实不是这样的。意识到这种"感觉"和事实相反,会带来内心的冲突,更不用说这种感觉影响了他们的行为。

和自律有关的图式

在他们主要根据成功或者成就定义自身价值的范围内,双相障碍患者经常涉及关于自律的判断。他们看起来没有那么关心自己是否值得被爱。

他们因此是完美主义,拥有的图式和这个执行领域及自律领域有关。这些信念可以由以下认识形成:

- "如果我没有达到最好,我将一直是二等的人";
- "我应该一直努力工作,决不能输";
- "我应该一直完美地完成任务";
- "我应该一直完美和最好"。

这些图式使患者逼迫自己高要求地维持住完美主义,以至于注定要失败,这可能在最后将他们引入抑郁发作。

这种过度的完美主义的另一种结果是,在一个由于疾病而不能正确"运行"的阶段之后,双相障碍患者将会尝试"弥补失去的时光"。他开始进行一项作业,和之前一样完美地完成任务,以便证明自己的价值未受损害,并且可以和患病前一样高效。他因此可能会过度工作,如果他将休息时间作为借口,他会感到焦虑和/或有罪。工作过度的同时,他相对地消耗快,快速耗尽精力,因此会有复发的危险。

人际关系图式

众多双相障碍患者的人际关系图式显示为:他人的目光介入他们自己的行为、感受或者思想。他们在预言中变得抑郁,例如:

- ■ "如果我不是最好的,别人就会俯视我";
- ■ "如果我犯了一个错,我就是二等的人,别人就会抛弃我"。

这种人际关系图式会使患者因为不够高效而变得不再有创造力,或者变得行为拖沓。其中的一个结果可能是失败的印象,并且将这种失败扩大到患者的思想上,认为在所有的情况下都无法达到最高点。

杨格是如何将双相障碍患者的图式概念化的?

纽曼对双相障碍患者的不合适的早熟图式感兴趣,如放弃、缺乏爱、约束、易损性、不信任……引自杨格(Young,1990)。

它涉及童年图式的发展,其中某些过度发展而其他的落后,造成了情感的不和谐。

我们可以说纽曼和他的同事将一个相对重要的位置给了认知图式,尤其是和概念化有关的,但是在教材中治疗师给出的方法发展不多。

对于图式可以做哪些工作?

图式一旦明确后,治疗师通过苏格拉底式提问可以带领患者第一时间证实他的图式是约束的、有限的。患者将因此逐渐被引导重新评估图式的有效性。这个阶段应该一步步地进行,因为躁郁症患者有许多失败的经历,如果我们进行得太快,他们会感觉受到批评和/或被评判从而"反抗"治疗。

利用 TCC 中经典的改变图式技能可以改变错误图式,例如重新表达部分或全部的图式,和图式保持距离,重新质疑"短期和长期"公设的技能,均势技能等。

例如,使患者在完美主义图式上得分高,可以有他人的积极反馈的结果,例如认可对工作的完成和恭维,于是加强了个人对图式的认可。所以研究涉及重新质疑这个根据并研究其他方法，过度工作来获得他人的友爱或者认可(Mirabel-Sarron，2005)。

重构图式

认知图式的顽固和苛求，就像我们早些时候看到的那样，带给患者情感上的痛苦。改变图式时可以保留原来的优点，带来灵活性：我们因此用全部或部分的方法得出了重新列出的图式。

在拉姆等的模型中，关于图式的认知工作的一部分在于帮助双相障碍患者将它们重新列出，因此出现了一个"新规则"。然后我们鼓励他们"好像"这个新的公式真的那样运行。例如，一个图式决定："为了达到第一我应该一直表现得最好"，一点儿都不能休息，不能对表现满意，尤其在抑郁发作时。如果他无法保持最好的状态和能力，重新表达图式的工作将能够缓和这个图式，以使患者不再觉得失败。

为了缓和图式的提问

- ■ "怎样改变规则能使您更加接近准确的事实？"
- ■ "您是否认为有人从来不犯错？"

一旦患者提出新的规则，一定要测试其有效性以便知道它是否更加合理。

新的可能的图式可以是："最好好好做事，但实际上，并不是一直可以很优秀；没有那么好地完成一件事不应该被认为是失败。"

测试的行为任务在于要求患者优秀地完成一项任务，对另一项少投入点关心，然后评估焦虑度。

每种认知图式通过认知策略分别运作，也作用于单相抑郁患者或人格障碍患者的认知图式。

要　点

1. TCC 方法用来预防基于行为、症状认识预兆的复发，然后介绍认知技能。

2. 行为技能用于区分正常心境和抑郁、躁狂或轻躁狂心境。

3. 存在专门用于帮助双相障碍患者管理情绪的行为和认知技能。

4. 行为和认知技能的选择基于患者的情绪状态：标准心境，发病的预兆期间……

5. 患者需要评价和管理的最主要的两类问题是：

   ■ 压力事件；

   ■ 情绪转向的预兆迹象。

6. 双相障碍患者表现出认知转变(完美主义、记忆障碍……)，会将治疗关系置于险地。

7. 双相障碍患者的认知是特殊的，和单相抑郁症患者的不一样。

8. 和心境调节治疗有关的认知和信念应该被仔细研究，既从"抑郁"角度也从"躁狂"角度。

9. 认知技能在于辨别极端情绪，退后必要的距离，鉴定认知图式。

10. 认知图式的刚性(从童年时获得的对自己和他人的信仰)引起患者的情感痛苦。所以一定要帮助患者鉴定和缓和它们。

第五章
心理教育阶段

　　心理教育在医学上用来帮助所有需要长期药物治疗和在生活中遵守一定的营养或卫生措施的慢性病患者。因此,传统上会建议所有的糖尿病患者或者动脉高血压患者接受心理教育方法。它的目的在于向患者介绍各种治疗方法,药物的或者其他可用的,有利于提升患者的生活质量和社会职业融入质量。

　　在精神病学领域,精神分裂症患者优先使用这种方法。在这个范围内,首要目的是教给他们解决日常问题的技能,教他们更好地控制和管理压力状况。

　　15年来,这种心理治疗方法最初针对双相障碍Ⅰ型患者。它基于一个由4—5个疗程组成的短期方案,但是很快为医生承认需要更长时限。以双相障碍患者为参考的心理教育方案目前包括21个疗程,2小时一次(Colonn et al., 2006)。

为什么是心理教育？

心理教育目前的目标

- 提高双相障碍患者的生活质量。
- 改善治疗关系。
- 对药物治疗乐观。
- 多亏健康的生活预防了复发。
- 管理压力。
- 鉴定复发的预兆。

心理教育针对谁？

所有的双相障碍患者，除了：

- 有严重的人格障碍；
- 有抵抗现象；
- 有次综合征现象；
- 有残留的症状；
- 有共病现象（上瘾，伴有焦虑症）。

各种研究表明，引起复发的主要原因之一是糟糕的心境调节治疗依从性，通常是由于对疾病的不了解，拒绝承认其慢性和连续治疗的义务。

在一份关于停止治疗的主要原因的调查中，最常见的答案是："感到依赖""有一种成为治疗的奴隶的感觉""害怕""担心长期的副作用",以及"感到羞愧"(Morselli et al.，2002)。

只有不到 5%的患者提到了副作用,而它有可能是规律治疗和长期治疗的主要障碍。

我们用来提高疗效的方法是获得关于疾病及其成因、症状、演变和治疗的信息。

心理教育治疗负责将信息教给患者,教他们辨别最小的预兆,来发现进入新的心境发作期的迹象,以及改善长期的变化。

依从性糟糕的主要原因

总的科学数据表明,双相障碍患者在一生中将会好几次想要停止心境调节治疗,大约一半将会自行停止而不过问医生的意见。没有心境调节治疗的阶段自杀率最高。

患者的焦虑使他们认为:

■ 每天吃药只是一个药丸问题;这是让患者接受一个还没准备好的命运……

■ 大部分人对精神问题没有开放的思想,而且还没准备好接受精神病患者……

■ 不是所有的药都会对所有的人有效。我们无法预知治疗是否有效,很难找到第一次治疗的好方法。因此在医生找到合适的治疗方法前持续尝试各种治疗变得很困难,因为在此期间,症状会非常不舒适……

■ 如果您停止治疗,您将会有很大的复发风险。双相情感障碍复发的常见原因是停止心境调节治疗。有时候症状会突然回来,有时候会延迟。就是这些延迟使人觉得不需要继续治疗了……

■ 如果您停止治疗然后在症状重新出现的时候再继续接受治疗,这时候疗效就没有那么好了……

■ 即使接受双相障碍的治疗,也规律地服药,一些的因素也会阻止继续治疗。

有时候,实际原因会有:

■ 没有药了;

■ 忘记吃药;

■ 没有办法去药店。

糟糕依从性的类型

绝对糟糕的依从性	患者不注意主治医生开的处方,没有进行全部的会诊,忽视跟踪治疗(约 10%)
选择性部分依从性	选择性部分依从性指拒绝某种类型治疗。可能是因为部分意识到双相障碍不是长期的心境障碍,其发展性天然地会导致复发 这些患者在抑郁、躁狂或轻躁狂的急性期接受治疗,但是不会为了预防复发而接受伴有心境调节的纵向治疗。相反地,也存在接受心境调节治疗但拒绝接受所有其他治疗措施的患者 经常是对疾病有部分的认识,害怕药物的各种副作用可以解释这种态度
间歇依从性	间歇依从性通常出现在锂治疗的患者身上。马热(Mage, 1999)指出很多双相障碍患者不会完全放弃锂治疗,但没有按照要求进行锂治疗 在假期或者旅游时,他们会完全放弃锂治疗。有些甚至根据会诊前的血液控制调整了药物治疗
延迟的糟糕依从性	延迟的依从性相当常见,1990 年由古德温(Goodwin)和贾米森(Jamison)记录。双相障碍诊断后,大部分患者会抵抗治疗的必要性并决定在经过几次复发之后再开始治疗 延迟的糟糕依从性就是,例如患者连续坚持 2—3 年好的依从性,突然没有具体理由地中断治疗。这个涉及锂的现象由古德温和贾米森(1797)记录,新一代抗精神病药物的类似现象由斯科特(Scott, 2000)记录

过度情绪调节的糟糕依从性	情绪调节过度引起的糟糕依从性很常见,尤其在有毒物癖的患者身上。1990—2001年,多位作者指出存在过度使用所有的心境调节剂,还有抗抑郁治疗、传统镇静剂、苯二氮䓬以及抗癫痫药,同时打算更好地稳定情绪和加速痊愈
糟糕的行为依从性	糟糕的行为依从性包括会见主治医生时的态度:尊重会面、实行更健康地生活的指令、反馈给医生的信息…… 因此,患者会认真地接受心境调节治疗但不会遵循治疗师制定的行为规定 这种态度可以通过疾病的生物学概念理解,或者通过治疗关系理解

有时会有家庭因素:"我的家人不明白为什么我要吃药。"有时候,人们不按规定接受治疗的原因来自药物(体重增加……)。

各种糟糕依从性的类型已被鉴定出来(参看上面的表格)。

糟糕的依从性因人而异,但是可以定义为,患者没有能力遵循精神病专家给出的若干指示,除了药物处方外,包括一定数量的日常生活管理建议。

糟糕依从性引起的主要忧虑之一是,例如终止锂治疗,会在我们想再次推荐时引发继发性的药物抵抗。然而这些数据还存在争议,亟待证实。

是否可以预言未发生的心境调节糟糕依从性?

最好的预测迹象之一是存在糟糕的药物依从性先例。

认为可以独自控制疾病的患者通常依从性的程度要低一点,不想感觉自己依赖一种化学分子。

第三个因素是周围人的态度明显影响了后续治疗。

其他更加不肯定的因素包括:

■ 年纪小;

■ 独居;

■　害怕副作用……

尽快辨别患者是否完全遵循医生在采集各种观点和抵抗根源后推荐给他的治疗计划。清楚、准确、互动、资料翔实、客观的信息是用来处理各种抵抗的最好方法之一。

认知行为和心理教育治疗

双相障碍患者的认知行为治疗包括心理教育,心理教育占了该疗法的1/3,需要学习十几个认知行为策略和建立特殊的治疗联盟,目的是:

■　使患者有责任心;

■　使患者能够自我管理;

■　使患者参与到疾病治疗中。

治疗师工作上的困难总是围绕以上三个方面。在开始的6个疗程里,谈话的主题将系统地包括心理教育主题:双相障碍及其治疗和结果……以及学习新的行为工具,这些都在TCC访谈的所有特征构成的相关空间里得到体现与发展(参考第三章)。

其中包括开放式的问题、重新发展图式、教育性发言、巩固发展同患者的相互作用和合作关系。因此,治疗的这个第一部分以太过约束性的方式称为"心理教育",开创了心理治疗,其中目的将是预防心境复发。

就像所有用于双相障碍患者的心理教育方法,最初的疗程提供:

■　和这种慢性疾病相关的高复发率的信息;

- 复发因素信息和为了提升识别能力的个人技术训练；

- 药物及其可能的副作用的信息；

- 制订"紧急计划"；

- 症状管理训练；

- 关于毒品、咖啡和酒精的风险的信息；

- 关于保持习惯特别是睡眠习惯的重要性的讨论；

- 鼓励保持所有健康的习惯；

- 压力管理训练；

- 和疾病相关的社会问题的讨论；

  患者需熟悉两种心理工具：

- 制订个人抑郁和躁狂症状清单；

- 制订生命表或双相障碍史。

  行为和认知治疗同时引进了三种额外的帮助：

- 在情绪变化时意识到思想、情感和行为之间的关系（TCC
  范式）；

- 情绪的日常自我观察或者"心境图"；

- 制订个人或分级目标清单。

这项针对三个焦点的工作要求大部分治疗师接受扎实的认知行为治疗培训，特别是在负责抑郁状态时。的确，除了特殊的治疗关系构成了 TCC 特征，这种治疗也重拾了针对抑郁患者的行为和认知工作，还增添了专门的工具以及关于疾病、治疗和共病现象的教育（相关的病症）。

治疗的第一个阶段与开始的 6 个疗程相符；它的内容和一种 TCC 方案很接近。

首批 6 个疗程的进程

我们向您建议一个疗程一个疗程地描述这种心理教育的步骤。

阶段 1：心理教育。疗程 1—6

- 双相情感障碍及其治疗。
- 建立治疗同盟。
- 回忆 TCC 行为方法。
- 鉴定认知、情感和行为。
- 谈话的构造，确定日程。
- 自我评估调查问卷。
- 逐渐制定生命表。
- 确定个人问题和目标。

疗程 1：解释治疗程序和目标

阐明治疗方法和目标后，治疗师和患者复习辨认双相情感障碍及其各种临床形态的方法。

治疗师致力于提供关于双相情感障碍定义和病因学的信息，以便患者克服涉及疾病属性的错误观念，同时可以回答患者提出的各种问题。

治疗师应在第一时间呈现这个方案：

从疗程 1—6，我们着手关于双相障碍的各种主题：它的起源，各种因素加速了复发,目前的治疗、心理治疗……在每次疗程中,新的 TCC 心理工具可能对您在未来预防抑郁或躁狂复发中有帮助。

在疗程 7—17 中,为了未来更好地管理情绪变化,我们将使用 TCC 策略,这能够:

(a) 更好地评估心境波动;

(b) 鉴定疾病预兆;

(c) 学习认知工具(鉴定和躁狂或抑郁心境相关的思维方式)。

疗程 18—20 将用于鉴定症状的社会心理结果以及加速复发的压力因素。

最后的疗程经常用于复习所学的全部技能以及根据患者的要求重新学习某些治疗策略。

临床和心理学的重新评估将在反思 20 个疗程所取得成就,确定可能的后续治疗疗程后重新进行。

行为认知治疗介入对象

■ 关于以下的教育:

→ 疾病,

→ 治疗,

→ 症状有关的困难。

■ 支持药物学治疗依从性。

■ 学习鉴定抑郁和躁狂症状的频率和严重程度。

■ 学习定量地评估情绪并区分标准波动和变异波动。

- 提供行为和认知策略。
- 帮助患者对抗会加速复发的紧张因素。

个人治疗的临床描述

奥黛丽,36岁,已婚,两个孩子,15年来经历了多次抑郁和轻躁狂发作(目前为止6次抑郁和5次躁狂),某些症状在心境调节治疗后仍然存在。向她提出这种新的治疗方法后,她接受了,尽管她知道这是段至少6个月的长期治疗,而且对此有疑虑,经常质疑临床诊断。的确,她难以接受"双相情感障碍标签"以及长期治疗。

她最初对诊断的反应是:"我觉得是缺乏自信使我陷进去的""我害怕做得不好,这使我变得服从并使我生病""我从来没有非常兴奋"……

和许多双相障碍Ⅱ型患者一样,奥黛丽被认为是抑郁患者,轻躁狂发作没有被真正地发现。精神病专家只看到患者的心境低落阶段,而且只有在第四次住院时才做出诊断。

第一次谈话开始时,运用行为和认知治疗的准则,告知她双相情感障碍的根源存在于生物学和心理学方面:"这是慢性循环性障碍,需要持续的药物治疗以降低复发的可能性,并且需要经常获得心理帮助,以减少压力因素或者加速抑郁或轻躁狂发作的生活习惯因素。"

有关心理工具方面,治疗师展示了用来建立关系的行为认知范例:形势感知、精神分析(直接的第一想法或者认知),即时的情感经历(情感)和来自"认知-情感"的相互作用的行为。

治疗师:"当情绪在欢喜和忧伤两方面都变得极端时,就需要辨认在情感泛滥之前发生了什么。

"记录什么穿透了您的灵魂(简短的、简单的想法,称之为认知),您在心理上(情感)和身体上(身体感受)的感觉,然后观察您的即时行为(即刻发生的事情)。

"针对认知,记录您自己的话,在激烈的情形下什么进入了您的精神。

"这样工作的目的是能够分开四种元素,它们来自大脑中四种不同的心理成分。

"您对一个形势的感知产生了分析,一个想法(认知)染上了您的情感色调(情感),这种认知-情感的相互作用直接影响了您的行为;只有一小部分的行为选择还存在。所有的人都服从这种连锁反应,但是双相障碍患者,情感上更加活跃,将会更加成为这种情感循环的奴隶,他的行为会变成'全或无'。

"然后还是有可能利用各种工具控制这种连锁反应,我们将一起来学习这些工具。"

集体治疗的临床描述

我们会根据拉姆的方法(Lam,1999)系统性地在每个段落,举一些集体心理教育方法的临床例子;每个集体疗程遵循 TCC 集体谈话结构(Vera,Mirabel Sarron,2004)。

治疗师:"我希望你们中的一位给我一个准确的例子,关于产生情感动摇的那天的情形。谁想发言? 在得到他的许可后我们将举他的例子,写在黑板上,并区分每个阶段:触发情形、即时想法、瞬间的情感和行为经历。"

TCC 范式

情形(刺激)→情感→认知(自动的想法或者心理画面)→行为

奥黛丽的描述

情　形	情　感	认识力	行　为
我不知道在工作时怎么操作计算机	难过	我没有能力我什么都不会做	我保持沉默我不敢向别人解释

压力易感性模型的介绍

然后我们向患者展示压力易感性模型并强调规律睡眠循环的概念和规律生活节奏的概念。

奥黛丽的描述

治疗师:"谈话前的疗程进展,您很好地向我解释了在您最后一次复发前,由于一位使您不快的同事,您有一段困难的工作经历,您是否开始出现严重的睡眠困难?睡眠质量是否下降?"

集体描述

我们通过遵循它的三个传统方面总结第一个集体疗程:

- 一周回顾(特殊的事件、关于之前疗程的问题和要实现的任务);
- 确定日程(确定疗程主题以及疗程期间的心理工具属性);
- 确定接下来一个疗程要实现的个人工作。

治疗师:"今天我们迎来了第一次 TCC 疗程并且非常热情地展开,我感谢你们中的每一位踊跃地参与了进来。我们先快速地一个个自我介绍,然后在联想到图式和制作相互影响循环图表之前回顾了 TCC 基础准则:情形的完美主义、心理解释、相关的情感和行为经历"。

塞德里克今天自发地提供给我们一个亲身经历:"我当时没找到集体治疗室,我对自己说我迟到了,我还在那儿站着。这时,我很紧张,生自己的气,我询问了至少 3 个人教室在哪里。这个行为是完全混乱的;于是我想我必须问一个在等咨询、看起来不会告诉我的患者。"

杰拉德跟我们讲述了早晨美好的时刻,是他收到一份等待已久的信的时候。他想"终于",他不知道该怎么形容这种心情,在小组的帮助下,他选择了"满足和宽慰",然后这种感觉迅速遍布全身。

疗程期间,治疗契约概念也同样被引入,将个人目标概念归纳到每组成员上。

每个人的契约包括治疗目标以及为了实现目标采取的策略(参见本书第三章)。

第二疗程中实现个人工作的指示

我们鼓励每个参与者为了治疗买一个笔记本。这个本子是个人的,它有若干功能:

■ 疗程期间或者疗程外提出的意见和问题的载体;

■ 家里个人工作的载体;

■ 个人变化的载体;

■ 疗程期间或治疗后商议的载体。

在第一次疗程期间,我们举了若干个具体的情感状况例子,我们根据 TCC 模型进行了详述。

下一次,每个患者要在一周内记录一个"积极"情形的例子和一个"消极"情形的例子,并明确区分:情形、思想、情感和行为。

患者同时要开始思考他期待通过治疗达到的个人目标。

疗程的系统总结将会分配给下一个疗程。

患者被邀请在治疗簿上记录他们的问题;这些问题将有益于所有人。

创建 TCC 治疗同盟(根据 Lam, 1999)

→ 治疗师通过开放式问题介入。

→ 患者被鼓励提出问题,进行评论。

→ 援引具体的例子。

→ 每个疗程都提供书面信息。

→ 阅读疗法并写上评论和问题。

→ 制订患者个人问题清单。

→ 制订生命表。

→ 自我问卷调查。

→ 制订个人目标清单。

疗程 2:双相情感障碍诊断

■ 多维障碍症病因学信息。

■ 探讨生物学观点。

■ 定义抑郁、躁狂和双相情感障碍。

个人治疗：奥黛丽

该疗程需填写两份量表以评估症状并讨论：

- 昂格斯特轻躁狂问卷有 19 个项目："您是否感觉：自在、幸福、激动或易激惹"，她感到"自在、幸福"，这是标准心境阶段，区别于感到"激动或易激惹"。

- 赫施菲尔德等人的《心境障碍问卷》（*Mood Disorder Questionnary*，MDQ）有 13 个项目（Rouillon et Lovell，2003）："您是否有过情绪和平常不一样的阶段,在何地……?"它的得分显示了较重要的活动过度阶段。

这周,她成功地控制住情绪而没有被它左右。

一位负责人告诉她,她在文件里犯的一个小错误,由于她"没有专心因此不值得信任!"。

这使她有点儿不稳定,但是她没有对自己说"我一无是处",而是退了一步,对自己说:"他很忙很烦;他需要在某个人身上发泄出来……"

因此,奥黛丽自己找到了替代的思想。

接下来的疗程,治疗师提供给患者一篇关于双相情感障碍(参见附录)的文章来读。这篇文章可以是科普短文、短篇教材、漫画或者以私人方式撰写的关于双相情感障碍的文章,既关于临床方面也关于治疗方面。

小组：介绍疗程 2

治疗师："上一周,我们进行了认知行为治疗(TCC)主题。我们特别发现人们有时会处在一个被异常情绪引导看待事实的体系里。这种与事实略有出入的观点导致了对行为选择的约束。

我们将会在 TCC 疗程中处理情感、思想体系和行为之间产生的相互作用。"

一周个人工作回顾

治疗的前一半目的是学习辨别躁狂和抑郁心境波动预兆，以便能够做出接下来的反应。

工作的内容是一周内记录一个使情感得到满足的情形和一个使情感不能满足的情形，同时明确区分情形、情感感受、第一想法和立即选定的行为。于是，患者就能更好地理解 TCC。

开始个人目标清单：哪些是被情绪影响的行为及我想改善的行为？这些目标将在从现在起的 5 个疗程内全部完成。

乔："您能解释下情感和情绪之间的区别吗？"

治疗师："情绪是情感的一部分，和生气、焦虑、害怕一样。情感的生物载体是一种因情感类型而异的化学过程。

"情绪在一个区间变化，即从最伤心到最开心。我们要进一步探索的正是这个变化区间。此外，我们还将观察是否还有其他情感对您造成影响。"

继续一周中的第一项工作时，我们注意到几乎整个小组都找到了情感状况例子：

玛格丽特：令人满意的情形：

■　我的朋友把 CD 还给了我；

■　情感：满足、宽慰；

■　即时想法：我当时不相信；

■　行为：我把它们收起来了。

杰拉尔：不满意的情形：儿子不打算去花园玩；

■　情感：厌烦；

- 即时想法：总是这样；

- 行为：我待在他的房间里。

  制订令人不满意的行为个人清单，以便确定行为目标；

  哪些是被情感紊乱的行为？

  这些目标将在从现在起的 5 个疗程内全部完成。

  小组中的每个参与者被要求举一个个人的例子：

- 重新进行体育运动；

- 孩子们更加尊重我；

- 整理卧室；

- 更多参与家庭活动；

- 有规律地做家务；

- 证件分类；

- 从家里走出去……

日程：介绍主题——双相障碍的各种形式

参与者先回忆双相障碍的各种形式，然后讨论：

- 双相情感障碍Ⅰ型：至少一个躁狂发作＋/－一个抑郁发作；

- 双相情感障碍Ⅱ型：至少一个抑郁发作＋至少一个轻躁狂发作(＝躁狂强度减缓)；

- 双相情感障碍Ⅲ型：至少一个抑郁发作＋一个抗抑郁发作下的躁狂转变；

- 双相情感障碍Ⅳ型：至少一个抑郁发作＋双相障碍家庭病史；

- 单相障碍：至少两个抑郁发作；

- 环性心境障碍：情绪波动，但是没有足够的症状来做出明显的抑郁或躁狂诊断。

我们会展示其他可能的分类方法以供参考，它们值得用来鉴定疾病的非典型或缓减形式，然而它们从属于同一种治疗。

因此，克莱曼（Klerman，1981）提出：

双相情感障碍Ⅰ型	躁狂±抑郁
双相情感障碍Ⅱ型	抑郁+轻躁狂
双相情感障碍Ⅲ型	抑郁症状+轻躁狂
双相情感障碍Ⅳ型	物质使用或者疾病后的二期双相情感障碍
双相情感障碍Ⅴ型	抑郁+双相障碍家庭史
双相情感障碍Ⅵ型	单相躁狂

规定下次疗程的任务

- 坚持记录情感上愉悦的情形和令人不满意的情形。
- 继续制订个人目标清单并对其进行详细说明。
- 开始制订生命表或绘有双相障碍史的图表。
- 当各种阶段突然到来时学会辨别（明确指出有必要的住院和治疗）

例如：

疗程 3：心境调节治疗——锂和镇静剂

- 创建心境调节清单。
- 回顾积极效果和副作用。
- 心境调节和毒品、酒精之间的相互作用。
- 攻击错误的药物治疗观点。
- 介绍心境图，解释其使用方法。

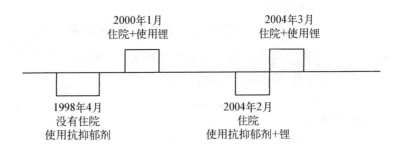

奥黛丽感觉到缺少药物，这时可以跟她讲述持续治疗的重要性以及心境调节的作用，特别是当她正在进行锂和卡马西平治疗：

治疗师："您知道心境调节治疗是一个基础治疗，需要长期进行，通常是终身的；您今天如何对它定位？"

奥黛丽："至今为止我经常突然中断治疗，经常复发。我服用的锂使我胖了许多，我无法再继续；但是卡马西平在我身上很成功，我没有遭受任何副作用，我和它很融洽。今天，我毫无疑问地服用了它……"

规定任务：她这周将带走一篇关于心境调节药物的文章。她的情绪完全稳定，但是她尽可能填完一周的心境。我们的确会在疗程中介绍一种新的工具，心境图。它涉及情绪的演变。目的是教患者每天评估情绪，甚至处在正常状态时。

圈出那个最接近你的感觉的点。在一周结束时，把点连起来，以获得心境曲线，从＋5（躁狂/精神病状态）到－5（自杀状态）。

心境图

	周日	周一	周二	周三	周四	周五	周六
躁狂							
＋5. 不睡了/精神病性							
＋4.躁狂状态/变质的判断							
＋3.轻躁狂							
＋2.欣快症							
＋1.高涨的情绪							
0.标准心境							
－1. 低落的情绪							
－2. 伤心							
－3. 沮丧							
－4. 静态的							
－5. 自杀的							
抑郁							

心境图应：

■　用于评估情绪；

■　一天记录一次；

■　总是在同一时间进行记录；

■　记录 T 时刻的情绪反应；

■　是可信赖的个人情绪晴雨表。

心境图不应：

177

- 不明确地评估;

- 成为某一天的笔记;

- 成为反映周围人印象的记录。

重新回到我们的小组。

治疗师:"我们开始着手个人目标清单中的难点。目的是具体地确定由于情感和情绪波动而难以达到的行为目标。每个人都应该制定被情感和/或情绪影响而变化的行为,他希望通过治疗改变这些行为。目标应该是具体的行为(例如,'我想好起来''我想变成另外一个人'或者'我想变得更好',这些都不是具体的目标)。"

我们询问每个参与者和这个规则相关的一个具体目标。

我们然后开始着手心境调节等级的主题。

存在各种精神药物(=对精神病有作用)。在它们中,心境调节剂对调节情绪有效。它们构成了双相情感障碍的基础疗法。根据化学结构它们被划分成各种类别;我们今天继续这个主题。

我们引入"心境图":记录情绪的每日变化。这个工具将用于整个治疗。情绪的等级在-10到+10之间变化,超过6分人就得住院。这就是为什么我们建议在外部会诊后用-5到+5来评估情绪。

为了这样做,有两个可能的选择:

- 直观地在等级上评估情绪;

- 每个人根据前一年的经历制订自己的等级这看起来不明显。

+5 躁狂,需要住院吗?

+4 躁狂,需要治疗吗?

178

＋3　躁狂？（需询问）

＋2

＋1　快乐

0　标准正常心境

－1　难过

－2

－3　抑郁？（需询问）

－4　抑郁，需要治疗吗？

－5　抑郁，可能住院？

如何记录情绪？

每天一次、在同一时间（刚开始选定的）记录情绪。

这是一项纵向的工作，目的是为了更好地调节情绪，减少抑郁或躁狂的复发。

情绪是一种从伤心到快乐的情感。开始时，通过摸索制定等级，需要 1 到 2 个月来掌握技能。然后，我们再区分其他情感。

日程：心境调节后续

规定个人工作；治疗师将会说：

- 继续制订个人目标清单；
- 用心境调节元素完成生命表（血药浓度等）；
- 所有您记得的信息，困难的强度、心境调节、住院、发病因素，如果有的话。您可以向您的医生和周围人询问信息来完成这个图表；
- 开始制作您的心境图并且每天记录，由您亲自选择一个具体的时间，完成您的情绪笔记。

　　我们建议,为了简化这种笔记,您可以建立个人参考系,一种温度计式的等级。在记录情绪的笔记旁边,记录对您来说特征性的行为,例如:对某些人来说,易激惹是一种抑郁的迹象,分数为－3;对其他人来说,这是一种轻躁狂标志,接近＋3。因而,不存在唯一的、共同的、对所有人有用的参考系。

　　如果您制订了心境图,就能够对每种程度的情绪指出这种状态下所有的特征性行为(例如,到＋2,我就不再步行出门,我不再打电话,我笑得更多,我制订周末计划)。

　　接下来的一期,同样记录你们关于心境调节剂的问题及其剂量、后续和副作用。经常在疗程 2 中发下来的小册子上记录你们的问题和意见。

心境图中的难点

■　低估情绪强度。

■　部分鉴定,偶尔一次。

■　"标准"评估值(一直在标准心境范围里)。

■　不理解中期和长期工具是对心境调节的额外阻碍。

疗程 4：抗抑郁治疗

　　它们和心境调节一起用于减少抑郁复发的持续时间。

■　综合用药效果和副作用。

■　鉴定与服药相联系的错误信念和担忧。

■　确认治疗的依从性。

■　阅读心境调节带来的好处,回答它引起的问题。

奥黛丽在一周内没有感受到情绪的明显不同,即使她感到疲惫并且早起困难。

也是在第一周她开始量化评估情绪变化,并且开始忘记应在早晨准备好记录的心境图。通常是晚上下班回来时她会想起这项工作并凭经验尽力回忆。很明显是大致记录情绪。奥黛丽抱怨工作氛围。就是在那里不稳定的风险最高,因为她对上级和一个令她不快的同事的评价很敏感,但是她目前能够后退一步,告诉自己生活中有比这更加重要的事。

日程:继续制订生命表,逐渐完成每个疗程的补充信息:发病、日期、连续治疗……奥黛丽觉得这是一个特别有说服力的工具。制订该表的过程中,她意识到疾病早在她认为开始前就已经开始了,而且不是伴随着一个抑郁发作而是一个轻躁狂发作。

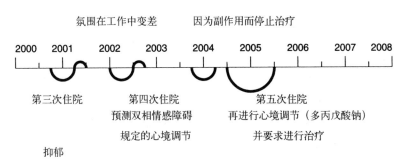

相反地,她对记录心境图有困难;她感觉自己情绪相对稳定,要花费很多时间来区分应该记录的小波动。

心境图

	周日	周一	周二	周三	周四	周五	周六
躁狂							
＋5. 不睡了/精神病性							
＋4. 躁狂状态/变质的判断							
＋3. 轻躁狂							
＋2. 欣快症							
＋1. 高涨的情绪		✕	✕				
0. 标准心境	✕			✕		✕	✕
－1. 低落的情绪					✕		
－2. 伤心							
－3. 沮丧							
－4. 静态的							
－5. 自杀的							
抑郁							

重新回到我们的病患小组。

治疗师:"上周,我们继续进行手册上关于双相情感障碍和心境调节治疗的问题。

"我们看到每个参与者都回答了他们的不确定时的个人目标。

"之后我们呈现了一个新的工具:心境鉴定或心境图。

的确,如果我们连接情绪的每日记录点,就会画出一条曲线或者一张图,而且给出情绪的纵向评估。每个人都经历过外部环境或内部因素引起的情绪变化(痛苦、想法……)。

"每天记录情绪状态,在同一时间,可以对比情绪演变和心境波动(情绪化的)。"

每个参与者阅读自己的治疗簿上过去的情绪记录。

三个参与者没有完成,其中两个忘了时间,发现的时候已经晚了很多。另外还有两个遇到的困难是,他们在不是选定的记录的时间里感到了情绪的波动,并且不理解固定时间记录有什么意义;因此他们没有在那些天记录。其他五个人一边阅读笔记一边提出了很多问题:"我从早上开始就感到这样,这是一个和……相伴的一天""得分很低,因为早上我总是感觉很糟""白天我波动了很多次,这个分数没有表现出来"……

每条备注都和整个小组探讨。

日程:抗抑郁药主题;它们有哪些,怎么使用?为什么我们要在双相障碍中使用它们?

规定工作:

■ 继续制订个人目标清单,如果这个清单看起来制订得很好,就在下个疗程将它交给治疗师;

■ 制订情绪参照系并向自己指出情绪得分(例如＋2)和特定行为(例如:狂笑,话痨,一天至少打2小时电话,想要一次性进行两个活动)之间的对应;

■ 结合各种抗抑郁处方一起制订生命表。

疗程5：双相情感障碍患者的个人史

■　其他药物治疗：镇静剂、抗焦虑症药和安眠药……

■　通过心境图区分与病理症状不同的正常波动。

■　区分抑郁或躁狂症状的简单的"情绪跳跃"。

■　**推荐新的工具：症状病历，并在每个疗程开始时填写。**

引入这种新工具是为了使每个患者有能力辨别抑郁状态的个人症状以及躁狂或轻躁狂的个人症状清单。

它涉及在一个更晚的时间点鉴定治疗中"预警迹象"或急性期预兆的预备阶段。症状的第一张清单是研究抑郁和躁狂预兆的基础。

奥黛丽阅读了关于心境调节治疗和抗抑郁的两篇文章，她对心境调节的副作用尤其感兴趣：锂的副作用，还有她定期服用的卡马西平的副作用。她很满意，因为她没有感到令人不舒服的后果。

她没有觉得轻躁狂的危机到来了："我意识到我做了平时不会做的事……买衣服，晚上打电话打到很晚……我没有了时间的概念。"

心境障碍症状单

	标准心境	抑郁发作	轻躁狂发作
情绪	好的、乐观的	非常忧愁	兴奋
对自己的态度		贬低	
自信	相当好	怀疑一切	感觉能举起大山
习惯活动	做一点儿家务、游泳	不再有	擦干净房子、疯狂购物
社会生活	偶尔出门	宅在家里	经常出去

（续表）

	标准心境	抑郁发作	轻躁狂发作
睡眠时间	贪睡（约 9～10 小时）	非常少	感觉不需要睡觉
饮食胃口/习惯	正常	没有胃口	对此不关心
集中精神	通过努力可以集中精神	强迫性的；被"无效"状态缠住	从公鸡跳跃到驴子
快速思维	同一时间有很多想法	循环消极思想	潮水般毫无联系的想法
创造力	一般	不再有	一般
娱乐欲望	经常有；搭配良好	一点儿也没有	非常强
烦躁不安		相当烦躁	非常烦躁；什么都缺
幽默感	相当搞笑	一点儿都没有	玩很多文字游戏
精力值	会疲劳	无精打采	感觉不到累
对声音的敏感度	感觉系统脆弱	亢进	不知道
计划	小的出行计划	一点儿都没有	想要远距离旅行，对国外很感兴趣
决策才能	根据主题来决策	对什么都不关心	不问他人意见独断决策
对其他感兴趣	是	反省	甚至对细节都感兴趣
病态思想	否	强迫性的	没有
时间概念			不再有

是周围人发现他身上发生了不寻常的事情。因为这经常在一段强烈的抑郁过后发生，没有人可以很快反应。首先会认为是情绪又回来了，并且认为这很正常，直到过度行为真正出现，通常发展得非常快。

仔细辨别轻躁狂或抑郁的初期迹象有利于对患病阶段初期做出反应。

分发心境障碍症状单；让奥黛丽记录下轻躁狂发作和抑郁发作与标准心境阶段的不同之处。（在之前的表格中有给出例子。)

处方:要求患者在一周内继续填写。

患者同样对双相障碍和目前为止接受的各种治疗有了更好的认识。

疗程日程:抗躁狂药;抗焦虑症药和安眠药。

我们对每个参与者花费很多时间来回顾个人参考系和情绪的日常演变。这种情绪的日常演变通过定量化记录源于情绪的每日变化情况,即使情绪的"上升"或"下降"保持在正常变化区间内(即—2到+2)。

杰拉尔一方面下降3分,可以通过睡眠的减少来解释,另一方面5天后又下降了3分(在此期间分数逐渐地回升)。"我没有按照要求做事",他在女儿的生日上说。

马丁在一周内没有观察情绪的变化。

玛格丽特毫无理由地表现出—1到—2的波动。然而,她说醒来后什么都不想做:既不想看书,也不想打电话,也不想吃东西。

马克描述自从他的妻子批评他后,他从+2到下降到了—1。

塞德里克描述了几个小时前接到一个亲戚打来的令人愤怒的电话,他不停地抱怨孤独,之后就从+2降到—1。

乔记载周日的时候分数上升了2分,天气很好,他在花园里弄园艺。

每个患者都分享了各自遇到的困难,相互提出自己经常使用的诀窍。

规定工作:

- 继续制订可能变得最准确的个人目标清单。当 80% 的清单制订好后，从最容易处理到最难处理进行行为排序；
- 根据已经确定的等级，从 -5 到 $+5$，记录每日情绪。

如果超过 2 分的波动突然出现，将事件记录在 4 列的表格里，它可能可以解释情绪的变化。

对每个人来说，对情境的感知会带来情感和对情境的解释。双相障碍患者的其中一个特征是情感上的过分敏感。

这个工作能够使人观察过度敏感的情感表达产生的环境。

这个关于主题、工具、个人工作处方的计划方案是指示性的，适合每个治疗小组。

疗程 6：监控症状

懂得辨别初期迹象非常重要，这些迹象可以帮助治疗者实现提早介入。

要做到这点，就需要：

- 使用心境图来控制重要的症状，例如情绪的变化；
- 制订患者的典型心境图；
- 辨别正常状态和病理状态，要求患者在整个星期填写该表；
- 建议进行关于提早预防系统的拓展阅读；
- 找到提早预警系统。

奥黛丽拿回了症状单。我们快速地回顾一下记录；她暂时还什么都没往清单上。

"当我情绪稳定，我很容易妥协；几乎不用什么就可以使我满足。我的生活安静，很适合我，因为我爱待在家里，不喜欢出门,除非是和家人或者特别亲密的朋友出去。

"当我很忧郁,我只想待在床上,搜集消极的思想,每个人都会打扰到我;我完全退缩回自我世界,感觉没有人可以帮我。

"相反,当我紧张时,我会坐立不安;我一直奔跑;我过分活跃,想看很多人,想要远行。

"这两种状态的共同症状是无法入眠。这太可怕了,更何况我需要很多睡眠来保持健康。我相当疲惫。"

治疗的目的是通过检测初期症状,预防复发并在之后学会将其控制。我们使用三种主要的症状探索工具,它们被推荐到前期疗程中:

- 心境障碍症状单;
- 心境图;
- 双相情感障碍病史,我们一起填写和讨论。

很明显,抑郁和躁狂的症状在严重时,很容易辨别,在到达那个程度前,存在一些情绪变化的微妙迹象。

目标是能够尽早地识别出它们:

越早发现,越早制订停止它的方案。

例如,躁狂发作前的很长时间存在易怒和紧张迹象。患者越来越难以忍受噪声,睡眠越来越推迟,直到有时候完全失眠。

在别人发现前的很长时间,患者能够感受到情绪变化,他的态度变得更加消极,通常对活动的兴趣越来越少。

例如,抑郁症渐渐形成以致他不愿意下床,在这之前,他肯定已经注意到表明新阶段出现的轻微症状。他将减少看望朋友的次数。也许，他可能会更多被单独活动吸引，例如看电视或者阅读，他将减少打理仪表的时间，并且在总体上行动变得比以往慢。

如果大部分人有过若干个抑郁和轻躁狂发作，发现区分症状的难度，这是因为某些症状像睡眠困难和易怒在两种状态下都存在。

当感到症状再次出现，患者通常会感到不舒服，并且担心这预示着什么。区分躁狂初期和抑郁初期很重要，因为相应的治疗不同。

"症状单"的目的是从一开始就区分两者：

即使对于像失眠这样在抑郁和躁狂中都会出现的症状，仍然能够在两种失眠类型之间进行区分。抑郁期，我们通常很难入睡，即使我们精疲力竭。当我们在早晨醒来，我们还是感觉疲劳。躁狂发作，我们精力过剩以至于无法安静下来和睡觉，当我们在早晨醒来，我们感觉已经休息过了，并且准备好重新出发。一定要尽量结合自己的例子填写症状单……询问家庭成员或朋友，请他们分享他们以自己的方法观察到的患者的变化是很有意义的。它们也因此加入到症状单里。

随着治疗的进行，症状单应得到治疗师的监督并完成。

帮助患者评估情绪的自陈问卷

我实际上是谁？

如果针对情绪变化的激烈斗争持续了若干年，当我们需自我评估时难度就会变得极其大。需要思考当我们感觉好的时候我们是怎么样的，也就是说既没有抑郁也没有躁狂。才能、天赋、兴趣、态度和习惯独立存在于双相情感障碍外。

以下问题用来勾勒标准心境阶段的个性：

■ "您的睡眠习惯怎样？"

■ "您怎么消磨时光？"

■ "您如何管理压力？"

■ "您敏感吗？"

■ "您和他人相处得如何？"

■ "人们容易惹恼到您吗？"

有时候很难注意到这些症状；只有习惯上的变化是明显的。

如何控制我的情绪？

患者有很多理由来定期地控制情绪和症状。

这个练习是第一次进行，目的是更好地体会每日变化，寻找是否存在影响情绪的特定的敏感因素。

■ "您是在雨天还是在没事可做时感到抑郁？"

■ "当有噪声或骚动太大时或者睡觉不足时，您是否感到兴奋？"

追踪躁狂。轻躁狂或者抑郁的发展足迹，定期控制情绪，注意提示阶段开始的迹象或症状。

我们之后和奥黛丽一起填写她从第二次疗程开始的生命表。

治疗师："我们随着时间的推移加入了生命表中缺少的元素。

"最后一次躁狂发作是否可能由您最后一次住院中的抗抑郁处方引起？您怎么认为？您可以在图上记下这个作为假设。

"此外，您因为体重的增加突然中断了锂治疗？"

奥黛丽："是的。我在两个月内重了 10 kg。这就是为什么后来我试了卡马西平。"

治疗师："我觉得您跟我说过之前的治疗同样导致了紧张和发抖的状态?"

奥黛丽："是的。我不再说话……我变得结巴。"

治疗师："您向医生讲过这个事吗?"

奥黛丽："我试过给他打电话,但是他在度假。于是,我就停了一切药。确实每次停药不久就又复发了……"

我们将在接下来的疗程中继续完成症状历史表。

之后我们的患者小组如何对此反应?

治疗师："我们记得今天是关于 TCC'教育'的最后一个疗程,双相情感障碍的治疗、药理学和心理学疗法。

"所有能预防复发的心理学工具直到那时都已经引入了:症状单、心境图和生命表肯定会在未来的疗程里继续完成。另外,所有患者都将已经完成的个人目标单交给治疗师,以供这次和下次的两个治疗师阅读和做评注。

"疗程的日程一方面用于继续心境图工作,同时进行个人情感易感性鉴定,然后是生命表。"

小组成员逐渐开始在最近一个月内指出情绪上升和下降的个人因素。这些因素在每次情绪变化第二天超过 2 分时会被标记下来。

这些因素总结在表中,它们只作为参考,不需要事无巨细。

日程: 继续填写双相障碍生活历史表(生命表)包括诊断日期、各种阶段、躁狂发作、抑郁发作、住院、各种疗法。

这张生命表中是否存在涉及各种阶段和疗法的明显的时间点?

影响情绪的因素

导致情绪复发的因素	独处,在陌生地方,公共交通压力,赶火车
	睡眠减少,孤独感,取消约会
	看到电视节目中的内容时感到的压力……
	制订生命表时的焦虑
	家庭压力(来自丈夫,女儿,他们都反对参加治疗小组)
导致情绪演变的因素	和朋友出去
	上网
	收到朋友的邮件
	心中考虑的某件事件成功了
	和感兴趣的某个人讨论

治疗的心理教育阶段伴随着第六个疗程结束了。

生命表的优劣势

优　　势	劣势和局限
→ 认识疾病 → 鉴定药物治疗及其变化 → 在药物治疗和疾病演变之间建立联系 → 鉴定加速复发的因素	→ 取得信息的困难(记忆障碍,医生的迟疑……) → 激活和过去事件相关的心理痛苦 → 觉得回顾阴暗的阶段及其结果没有用,其中某些还在继续 → 对于过去的疾病感到困惑,并将其当做难以克服的"不幸",或者一个错误的结果(医学错误,诊断错误,周围人的错误……)

要　　点

1. TCC 的所有方案都以心理教育为第一阶段,含 6 个疗程。

2. 介绍阶段可以:

→ 阐述治疗过程

→ 谈论双相障碍及其治疗的各种方面

→　介绍一些自我观察工具(心境图,症状单,生命表……)

→　检查患者的双相障碍史

3. 咨询患者及其家属关于疾病及其成因、症状和治疗方法是首先要做的,用来提高治疗的参与度。

4. 长期使用 TCC 使患者持续处在人际关系的相互作用中:开放式问题,认知重建,疗程期间的个人工作……

5. 患者在疗程间非常活跃;他通过阅读和练习自我观察障碍症。

6. 当患者的自我认识提高时,他发现了各种双相障碍阶段(参考生命表)。

7. 他学习认识各种导致情绪不稳的因素(生物性心境改变,压力因素……)。

8. 他区别情绪和其他情感。

9. 所有对药物的信念都引起争议。

10. 双相障碍的病理学被广泛提及。

第六章

行为和认知治疗阶段

患者的第一次心理教育治疗后，我们将进入行为和认知技能学习阶段。

我们在前一章的 6 个疗程中重组了巴斯克和拉什（个人治疗）程序，根据相似度极高的拉姆模式进行小组治疗。从此，这种治疗的新方法引导我们区分了这两种治疗方式，尽管结果相似，但每一步进程不同。

这种区别有利于领会各种方法中的细微处。

巴斯克和拉什的个人程序疗程的实际进展情况

疗程 7：治疗的依从性

治疗的长期依从性很难讨论。我们建议进行锂治疗的患者中有 46％没有按照要求服用。同样地，抗抑郁患者中未遵医嘱比例为 38％—60％。

我们可以通过以下问题解决方法来减少阻碍依从性的因素：

■　让患者找到方法；

■　如果需要的话增加一些药物；

■　估计解决方法的潜在功效；

■　选择患者最易接受的药物；

■　尽可能地使治疗和患者的生活相适应。

以奥黛丽为例，我们快速回顾一下她的双相情感障碍史。

通过观察开始成形的类正弦曲线，我们发现她存在着令人满意的心境障碍自觉意识……有四个轻躁狂发作，她通过学习有了认识。在高情绪阶段她什么都没有感受到。她感到正好。于是首先要帮助她好好地认识自我才能对完全不寻常的重复反应不再感到害怕。

治疗师："当您有双相情感障碍时，我们会给您一种治疗。它对控制症状和预防复发极其重要。历史上有无数关于双相情感障碍中的抑郁和躁狂的研究，结果总是揭示接受治疗的患者要比未接受治疗的患者痊愈得好……

"大部分双相情感障碍患者不喜欢服用药品，会有停药或者不定期服药的时期……双相情感障碍治疗依从性的研究表明，大部分人在大多数时候会服用某些药，偶尔服用全部的药。只有很少一部分人定期服用所有的药，尤其是有条理地、持续地。也有人一下子中断了所有药物……

"如果您停止治疗，然后在您的症状重新发作时重新接受治疗，疗效就会差很多……"

当我们遇到药物方面的问题而又难以解决时，我们可以使用一种叫做"问题解决"方法,即寻找所有可能的方法甚至是最荒谬的方法,挑选出最合适的。然后我们可以对其进行测试,如果不起作用,重新开始罗列、选择……

疗程8:症状管理技能

治疗师:"这是一个非常重要的疗程,在这里我们引入了自动想法、错误想法或者认知失真这些概念。

"练习的目的是帮助辨别情绪或者情感在何时扭曲认知。为了能够在感情用事的想法出现时'辨认出'它,最好能学会调节它,而非任由反应支配。

"为了获得改正认知失真的机会,需要知道应该研究什么。

"一种情境导致一种情感,一种情感引起一种想法或认知,一种想法或认知产生一种行为。我们将使用认知失真控制表来对其进行记录。让我们来举一个使您操心的情境当作例子。"

奥黛丽:"好吧,这一般是在工作时发生的,当我感到能力不足时。"

治疗师:"您真的因为算术看起来复杂就觉得自己能力不足?"

奥黛丽:"这可能有点儿夸张……但这是当时我的第一个想法,而我对此深信不疑!"

治疗师:"这是一个对自身太过严苛的评价。我觉得可以说这是非常消极的看法,来自认知失真。"

让我们详细重申以下4组主要的认知失真:

情　形	情　感	认　知	行　为
在办公室里,我不知道怎么做计算	忧郁	我能力不足。我什么都不懂	自我封闭

知觉错误:

■ 极大化;

■ 极小化。

武断推理:

■ 思想中的解读;

■ "好的冒险";

■ "灾变说";

■ 个性化。

选择性抽象思维

二分思想

"认知失真"概念的引入对理解想法在解释事件及事件所致行为上的作用很重要。

必须帮助患者重新将情绪的变化和以下方面联系起来:

■ 事件,

■ 思维方式,

■ 行为。

然后介绍自动想法概念,给出情感不稳定导致认知不稳定的例子;要求患者自己找出这样的例子,将其列在"控制积极和消极认知失真"的表格中。

控制想法的"3R"方法

治疗师:我们可以使用"3R"方法来控制想法:

■ 辨别(reperer)认知失真;

■ 调节(reguler)并阻止其对行为的影响；

■ 修改(reformer)推理中的错误。

双相情感障碍抑郁和躁狂发作会出现强烈的情感,例如忧郁、易怒、冲动、焦虑和生气,有时候也会出现在两个发作期间。这些情感在某些情形下会以夸张的方式表现出来。

情绪使人们对情形作出反应,而决定对事件情感反应的则是我们的想法。

和抑郁症一样,躁狂症也会产生自发的想法来欺骗情感,像突然出现一个好主意,感觉很舒服。一个自发的想法或主意会使人非常兴奋,很想要实现它,即使它不太实际。

反应基于对情形的评估。

抑郁或躁狂引起的想法能够被情感修改。它们可能根据情绪的不同被低估或者高估。

管理情形的方法依赖于情感和想法的反应。看待事物不够清醒,对其的评论也就不够公正。

疗程9：抑郁症的认知变化

治疗师:"今天,你们将进行消极认知失真控制训练。识别自动想法对症状的控制至关重要。我们在结束时使用自动思想集合。

"首先收回上周的积极和消极认知失真控制表,通过自动想法集合识别消极思想并记录失真现象。"

奥黛丽:"当一切都挺好的时候,错误想法表对我来说很难填。"

第六章　行为和认知治疗阶段

治疗师:"是的,这很重要;请尝试一下。"

奥黛丽:"我在工作时什么都做不了。"

情　形	情　感	认　知	行　为
我在工作时什么都做不了	忧郁	我什么都不会做。我不称职	自我封闭。不再说话

治疗师:"我希望情形可以描述得更准确些,例子和之前疗程中的一样。尝试找出更加准确的例子……要注意自动想法集合。这是认知失真控制表更加详细的版本。它涉及评价情感的即刻强度,即 T1 时对自动想法的信念。剩下的将在之后填完。"

识别的情感和想法强度变化评价

日期	情境	情感	强度 0%—100% T1 T2 T3	自动想法	置信度 0%—100% T1 T2 T3
11 月	有个同事没有跟他打招呼	生气	100	他轻视我。我不重要	100
3 月	有人说一个朋友说她的坏话	伤心	100	令人厌恶	90
	一个同事批评他的工作	恼火生气	95	我不明白。这不公平	90
4 月	有人说他儿子没教养	恼火	100	真傻	100
	有时候,他在亲吻他父亲前会先拥抱他	伤心嫉妒	60	只为了他。他更喜欢父亲	70
1 月/2 月	他处于对她的排斥期	失望	100	他不喜欢我	100

199

奥黛丽:"我注意到我的情感加重,我很快就在内心起了反应。相反地,当我状态好时我会控制。如果我紧张,我会不顾后果地、很野蛮地说出我心中所想。"

治疗师:"当您抑郁时会怎么样?"

奥黛丽:"面对刺激我什么都不会说,因为我会认为它们是公正的,因此我会更加自我封闭。"

考虑标准心境、抑郁或轻躁狂发作情况下,被人评价可以在同一个人身上产生 3 种不同的反应。

疗程 10:分析消极的自动想法

治疗师:两种用来对抗本次疗程中的消极想法的认知技能是:

■ 支持或反对想法的证据;

■ 转变解释的产生。

因此它涉及学会借助以下表格讨论想法:

我的想法			
可以证明我的想法是正确的证据是什么?	可以证明我的想法是错误的证据是什么?	其他人在同样的情况下会怎么说? 有别的解释吗?	我的结论和行动计划
1. 没有其他人跟我说过这事	没有	他可能会问:"你为什么这么说?"	我应该自卫。回答问题、提出问题并且提出论据
2. 别人要求我做的事情我不会(工作中)	我在别的地方可以应付得很好	这没什么。我会让别人解释给我听	我应该锻炼
3. 他的行为不合适;她脾气古怪	她也许会和其他人有一样的反应;她一点儿耐心都没有	我嘲笑她。她漠不关心	下一次以其人之道还治其人之身,或者当她又重新开始时,看着她,大声对她说"你好"

　　奥黛丽："这使人们不得不批评自己的想法；我指的是最初的想法。应该适当退让下。"

　　治疗师："当您检查支持或反对一个想法的证据时，您应该在得出任意结论前先考虑每种证据的重要性。

　　"很有可能其中一列里的证据要比另一列里的多很多。这并不代表证据越多越可信。您应该考虑您的想法里的每个因素对您的信念的影响程度。

　　"完成想法的搜集和分析工作后，重新回到最初的想法。您是否意识到有什么是改变您的想法的客观因素？"

　　奥黛丽："是的，我将许多如果不经过思考就肯定不会想到的不同观点考虑了进去。例如，如果我的同事把我当他的秘书使，而不是对我说我是个笨蛋，我会认为她只是比较专制，而且她可能对别人也是这样的。我应该学会说不。"

　　治疗师："您从最初感受到的情感强度上注意到了什么？"

　　奥黛丽："它们太强烈；我当时很受伤，我想和她争论，尽管最后我什么都没说。"

　　治疗师："正如我们刚刚看到的，如果您的情感仍然很强烈，尝试其他的方法来进行调节。"

搜集想法

　　治疗师："想法搜集是一种工具，它帮助您运用'3R'方法识别认知失真并对其进行调节，以使其不会对您的行为带来负面影响，同时重组可以使您以更有逻辑和理性的方式进行思考。

　　"当您担心、混乱或者情感或症状被您的想法影响时，它会给出一个范围来列出贯穿您的精神的想法。"

使用自动想法搜集有很多优点:

■ 尝试在分析或者改变想法前先将想法写下来会使您更加舒适和确信,而不是将一切都放在心里;

■ 您可以同时拥有若干想法,记录它们可以使您一个个地面对;

■ 白纸黑字写下来您的想法可以帮助您快速识别出逻辑错误,很容易在看到书面记录的想法前认为消极想法是真实的;

■ 消极想法往往会反复,因此,如果您想回忆起如何脱身的,搜集想法可以使您避免只依靠记忆;

■ 如果您想和您的医生或者治疗师分享您的劳动,展示思想集要比尝试回忆一切容易得多,后者甚至可能会遗漏重要的东西。

评估想法

应对事件的即时想法也许会过于消极或者过于积极。有时候会失真,有时候不会。根据想法的不确定性对其进行检验。这里有一些方法来验证其正确性:

■ 回顾想法中的错误以证实其属于这些认知失真的类别之一。

■ 询问他人的观点:他们用同样的方法看待事物吗?

■ 利用想法评估单来记录各种想法中正确或不正确的证据,进行比较。

■ 考虑干扰事件其他可能的解释。有可能会抓住进入思想里的第一个结论;然而,进入思想的第一个结论并不一定是好的。

■ 自问在相同情形下我们可以给另一个人怎样的意见。记录并追随自己的建议。

自杀念头的特殊案例

奥黛丽在抑郁发作期经常表现出轻生的念头。似乎对她来说这是唯一的出路,甚至对自己以及需要忍受自己的周围人来说这都令人向往。

治疗师:"有些时候死亡和自杀的想法会显得很合理或者可能令人鼓舞。严重抑郁会使您的思想抑郁到认为自杀是唯一的解决方法。这些危险的想法通常会使人企图自杀。

"自杀念头会有各种方面。在最严重的形式中,您可能会听到命令您自杀的声音。它们是由您在抑郁时大脑中的生物变化引起的听觉幻觉。这不是您的真实想法。

"自杀念头略微减退的形式包括许多死亡念头或者想要逃离以消失。其中存在着一种念头:死亡最好单独发生,而不应伴随其他事情。

"有些人希望就这样睡去,不再苏醒。

"关于死亡和自杀的想法通常是对未来绝望并无法做出改变的感觉的产物。

"当他人尝试鼓励您或者相信您有能力从中走出来时,您无法信任他们,因为这与您当时的消极观念不符。本可以对未来充满乐观,但使思想变得抑郁的'视野狭隘'阻止了您。

"因此最好列出一个清单,关于相信某一时刻对自己和未来更加自信的根据。

"如果您抑郁,您可以看这张清单来回忆起您的眼界可以更加开阔,知道有时候存在相信的理由。"

奥黛丽:"确实,我有时候会相信除了死亡别无选择,而不曾考虑我的亲人可能会因此变得非常不幸,甚至会因为没有激起我活下去的信念而自责,尽管他们已经尽了全力。"

治疗师建议奥黛丽在绝望念头出现时,列出相信未来的理由。

治疗师:"这里有几个问题可以帮助您:

■ 您是否正在做一些事情暗示存在着能够改善的希望? 是否有什么事情是您能够做的?

■ 使您抑郁的问题是暂时的吗? 它们能够随着时间的推移自行解决吗?

■ 为什么其他人相信未来?

■ 是否有可能您还未尽全力?

■ 您之前是否也感受到过这种状况? 它们是否随着投入时间、努力或者耐心而被解决?

"时不时看看您的单子,加入一些其他应该乐观的理由。把单子随身携带,以便应对质疑生活时的自己。"

治疗师特别重视自杀念头,哪怕是最模糊的;他们知道认为生命毫无意义或者最好一睡不醒的普遍观念都会激活自杀计划。

这几页的目的是教会患者在达到或形成正式的自杀念头前掌控抑郁和躁狂症状的方法。通过练习控制情绪变化,尽可能有规律地接受治疗,学习控制症状的方法,人们可以在病情无法处理前,对抑郁发作做出及时的反应。

疗程 11:躁狂发作的认知变化

治疗师:"控制积极认知失真和易激惹,识别和轻躁狂或者躁狂思想相联系的情绪变化是两项基本练习,前者可能是躁狂发作的预兆。

"我们将提取您个人史上确切标志着轻躁狂或者躁狂的积极扭曲思想。当您以不寻常、过于积极的方法看待自己,这种自信就会带动不适当的、甚至发狂的自我膨胀。当您的活动增加,而与之相对的,睡眠减少,您的注意力和思路都会衰退。

"伴随自大的思想,我们经常发现一种在创造力或者人际关系领域有着特殊能力的感觉。

"可能有一种妄想,大多数时间存在于患者和目标症状的现实表现上。

"意念飘忽的特点是高估一天内能完成的事情的数量。您的认识改变了;对颜色、气味和声音更加敏感,对其他人的语言和行动的影响的意识减少了。

"因此我们需要商讨如何和何时使用认知重建技能(像'优劣'技能一样)来控制这些症状。

"今天,我们将讨论轻躁狂在情绪上引起的认知改变。"

奥黛丽:"我在'高涨'阶段期间发现了行为和认知的重要差异。

"我变得兴奋、冲动、固执、自信、好斗并且有点妄想,也就是说和我的实际情况明显相反,我当时并未注意到,甚至没意识到那是躁狂迅速出现的初期。"

治疗师:"我们得出了一个结论,即当无法训练对您来说很自然的想法时,您可以第一时间依靠以下两种不会搞错的预兆:

205

■ 睡眠时间的减少不会导致虚弱症状(她会自然地需要好好睡觉以免感到疲劳),反而会导致过于活跃;

■ 亲人(她的丈夫和母亲)面对她的断然的和易激惹的态度的反应。

"如果您发现了您的一些反常想法,您可以使用自动想法集来识别它们,使用一张评估单来判断和开始对其进行评估。"

疗程 12：抑郁里的行为变化

治疗师:"为了追踪抑郁期间的变化,我们将认真研究和抑郁相关的行为(感到失控、昏睡……)

在抑郁症里,丧失做事情的兴趣、动机或者能量都归因于睡眠紊乱导致的疲劳。"

我们可以从三个层面入手:

■ 活动层面:列出需要实现的任务,然后将其分类,按紧急程度和优先顺序分类。因为存在一些问题,往往有可能需要重新进行自动想法的搜集;改变可能会加速自动想法,直至出现"我做不到"的情况;

■ 评估可能伴有焦虑和绝望的自动消极想法:

→ 找到支持和否定自动想法的论据;

→ 询问病人在面对一项重要的工作时如果没有抑郁,会有什么感受?

→ 他使用了什么方法?

治疗师:"您能描述一下您在抑郁发作时的感受吗?"

奥黛丽："我在工作时强烈地感到'被淹没、控制不了'。我感到一切都无法掌控，不假思索地自动使用客套话，听不懂别人说的话；我会自我封闭，不再说话，而这很难不被察觉，因为它和我平时的习惯相差甚远。对那些认为试图让我开口是好事的人们来说，这样的改变显而易见。在家里，我一直处于昏睡状态；我完全依偎在母亲身边，尽情沉浸在无边的消极思想中。

"特别在我的最近的一次抑郁发作中，我一心认为自己无力面对人生。"

治疗师："您完全处于易昏睡循环里。"

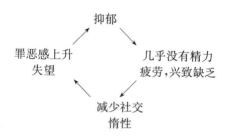

治疗师："我们可以通过两种方法来打破这种恶性循环：

■ 提高活动水平：通过任务分配法，将一个看起来无法完成的工作变成若干更为可行、更为有效的小任务，如果可以的话，分类后再根据优先排序；

■ 失望想法评估：重新制定想法评估单并尝试找出支持和反对想法的论据。"

奥黛丽："我需要找人帮忙，因为我无法找出任何积极的东西，我在处于这种状态时无法保证客观。"

治疗师："您完全可以这样做。向您信任的人寻求帮助是非常棒的想法。

　　"保持记录处理困难任务的能力,尽可能地掌握职业和个人生活很重要。

　　"我得提醒,您真的需要学习'倾听'情绪,特别是和心境表一起,并且不要犹豫寻求您认识的人来帮助您,给您一个关于您的观点,以便在所有的治疗工具都还可行期间能够快速做出反应。"

通过提高活动水平,这种昏睡状态的恶性循环倒过来了:

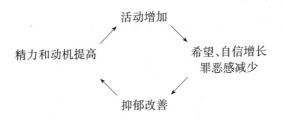

疗程13: 躁狂中的行为变化

　　治疗师:"今天,让我们回到轻躁狂发作的行为变化。您可以将您的活动水平中的波动作为躁狂或轻躁狂发作的产生迹象,如果需要的话,制定目标来限制您的活动。"

　　目的是帮助患者选择一定数量的活动,这些活动要有最大的成功率和最少的负面结果。

　　奥黛丽:"情绪高涨阶段感受不到变化真的令我很担忧。如果我什么都注意不到,我要怎么改正呢?"

　　治疗师:"我建议稍微'改变'下目标确定单,使用它来回顾标准心境阶段目前主要的活动和计划,在最近一次躁狂发作时制订日常事务单来指出不同。"

最近一次轻躁狂发作的活动表

活动,日常责任和兴趣	发　生　时　间
家务,整理	一大早,上班前
尽管起得早也出发得晚,上班迟到	实际上每天早上
做平常不做的菜	每天晚上
交谈的时间变长	每天
和朋友们煲电话粥时间变长,通常在夜间	23时或更晚
强迫性购物	
和母亲动怒	实际上每次
精疲力尽时还花很多时间慢跑和快走	几乎每个周末

奥黛丽:"事实是我以一种完全少见的、随随便便的态度对待工作,没有把注意力集中到需要完成的任务上。"

睡眠不足会导致持续的、显著的兴奋和活动过度,这既是情绪向抑郁转变的最初征兆之一,也是情绪向躁狂和轻躁狂转变的最初征兆之一。

这是一种很容易辨别的征兆;所有不准时的睡眠紊乱都值得警惕。我们一般在躁狂发作期发现入睡问题,在抑郁发作期发现夜间或夜晚结束时醒来。

因此需要使用所有可能的方法来保持良好的睡眠:

■　规律的作息时间;

■　夜间进行使人放松的活动并降低兴奋源;

■　练习放松。

治疗师:"我们很清楚地看到您的行为变化明显到您的近亲属都注意到了。我觉得需要注意来自您信任的人的反馈。"

奥黛丽:"是的,不要像平常一样,因为他们想要'破坏'被我错认为精神焕发的阶段而责怪他们!"

治疗观察阶段随着这个疗程结束了。

小组临床说明

下面我们描述该治疗第二部分中的典型疗程,该疗程用于学习行为和认知技能。小组疗程结构与行为和认知方法一样。

疗程 9

治疗师:"在前一次疗程中,我们已经介绍了引起情绪起伏的外部因素和内部因素概念。外部因素和外部环境相关,内部因素和思想、情感和行为(例如体力)相关。

"为了辨别引起您的心境障碍的自身因素,无论是内部的还是外部的,建议您使用四列的自我观察方法。它根据四个方面描述一个事件:情形——情感——思想——行为。行为是即时的、反射的。

"当天的任务在于跟踪心境表,情绪在-2到+2分区间时,辨别外部和内部因素:标明已经发生过的事,使用四列来描述情形,如此辨别内部或外部因素并将其转到个人表中,用2到3个星期完成。"

每位患者上交清单;我们根据实际情形重新定义和给出内外因例子。

卡琳娜在证实她的汽车又坏了后一下子情绪崩溃:外因。

210

皮埃尔在接到来自嫂子的斥责电话后突然情绪崩溃：外因。

玛格丽特看完医生后突然情绪崩溃：外因，因为这"使她心绪不宁"，但也是内因，因为她对自己说再也不出门了。

马克看着自己的情绪低落，他没有好的钻孔器来开工：外因。

约尔在上周一小组治疗后情绪回升：外因。

下个疗程的任务

通过四列自我观察，继续完成心境表和内外因记录。

治疗师：将因素转到您的个人表中。

选取最简单的目标为第一目标并将其完成：

- 如果您达成了：在四列里标明何为完全成功，何为部分成功，或者对您来说怎么样的为不成功。所有任务部分或未完成任务务的心理学信息对进一步理解疾病都是有用的；

- 如果您未达成：尝试确定一个同类但更简单的目标：子目标。尝试实现这个子目标；如果您还是无法达成，请注意您在抑制时刻的内部经历。

　　例如，塞德里克的第一项目标是晚饭时摆放餐桌（他们一共 5 个人）。这个目标使他恐慌；这对他来说太难了，他提出了一个子目标：我会将 5 个碟子放在桌子上。为了达成目标，他打开餐厅里的橱柜，看到一堆碟子，没办法拿 5 个。那时他对自己说："如果我把这些都拿上，它们都会被打碎。"在这样消极思想的作用下，他放弃并且关上了橱柜门，垂头丧气。

　　根据这个真实的例子，整个小组一起思考问题解决方法，找到了大约十种方法。提出的问题是：如何在晚餐前将五个碟子摆在桌子上？

211

解决方法举例：我让别人拿着碟子然后我来摆放；首先我处理 5 个中的 2 个；我一个一个来以免摔落；别人将碟子放到桌上我来排；我把东西都放在推盘上，然后把推盘撤走……

当第一个目标太难时，子目标确定工作和问题解决方法将在接下来的两个疗程重新练习，以便使患者与这两种方法熟悉。

疗程 10

在上一次疗程中，我们强调了辨别每个人的情绪并且提醒了这一定位的三个阶段：

- "我会在白天的某个时刻给我的情绪一个分数（总是一样的）"；
- "我会辨别每天大于或等于 2 分的变化"；
- "我会标明情绪起伏前的内外因"。

因此，玛格丽特表明得不到回应导致了情绪低落。

对约尔来说，噩梦导致了情绪的低落。相反地，看医生会使情绪提高 3 分。休息也会使情绪回升。

对皮埃尔来说，无能的罪恶感导致了情绪低落。

最后对马克来说，打电话给雇主导致了情绪低落。

疗程 11：问题解决技能学习，但是暂时不会使用

定义问题解决技能：这涉及一项非常强大有效的工具。它由五个阶段组成：

阶段 1	确定问题	通常是最难的一步,因涉及确定一个独特的问题
阶段 2	列出所有可能的解决方法	不要去掉任何一个方法,哪怕它们看起来很荒谬。不要自我指责。通常我们会找 8 到 10 个解决方案
阶段 3	重新考虑每种解决方法并且研究其优缺点	
阶段 4	为自己选择最舒适的方法并实施	
阶段 5	确认	评估所选解决方法的结果,如果结果不满意则另外选一个

我们会在小组中找志愿者来给出一周内导致某个问题的情形,以便整个小组能够描述问题解决方法。玛格丽特提出:周一早上,她出发去上班时汽车发动不了了;她感到束手无策,不知道该怎么办;无论如何她上班都会迟到。

玛格丽特在所有患者的帮助下,一步步地着手写在纸板上的问题解决方法。

每个患者都带着玛格丽特的问题离开以便用一周时间进行思考,找到类似的例子,用来进行这种不确定情形的描述分析。

疗程 12

我们继续每个人的个人目标清单来评估每个人的进步水平,同时注意,如果目标难以解决(记得我们是从最简单的开始),两种方法是可实现的:

- 方法 1:我确定**子目标**;
- 方法 2:我使用**问题解决**技能。

治疗师：我们建议您从今天起使用行为工具来更好地管理某些情绪波动。当情绪下降并保持低落时，某些行为策略可以使用：

■ 我休息一下/我停一停；

■ 我把所有的活动分解成子步骤(我日常做的 20％，我去掉某些步骤)；

■ 我每天三次简单列出愉快活动表(该过程每次不超过 10 分钟)；

■ 我辨认出预兆。

抑郁的预兆提前 8 到 12 周出现，而躁狂的预兆提前 2 到 3 周出现。

对个体来说它们在每个阶段都是一样的。

例如，吸烟有可能是躁狂发作的预兆。而这是所有躁狂发作的预兆。

健忘有可能是抑郁发作的预兆。

下个疗程任务规定

■ 完成情绪变化成因表。

■ 区分个人预兆。以马克的情绪变化表为例：

→ 使情绪上涨的因素：在阳台上晒太阳；整理花园；和朋友们骑自行车；和我的孩子打电话；早晨在家里做运动；

→ 使情绪低落的因素：背疼；头疼；没能完成任务；和邻里关系紧张(即使责任在他们)；我的汽车带给我的烦恼。

疗程 13

继续辨别情绪波动因素的工作。

重新审视每个患者对一周内使用行为任务来更好地管理情绪的需求：制定子步骤任务，规定愉快的活动。

日程：识别躁狂的预兆，然后是抑郁。

几乎所有的患者都完成了情绪变化成因表。

相反地，识别急性期的预兆不稳定。卡琳娜确定6月大大加快了轻躁狂发作的到来，同时反常地购买大量的时尚杂志和美容杂志也可能是预兆。每个患者都有自己的假设，他会通过询问身边可信任之人来验证。

我们要求每位患者制订急性期的预兆进程：初期、中期和后期预兆（首批症状前的几个小时或几天）。

疗程 14

回顾每位患者的预警迹象集。这些迹象太个人化，相互之间完全不像。

日程：小组入门认知偏移的第一个方法或者通过问卷调查法研究"思想转变"。

治疗师询问小组中的一员，一种破坏情感的个人情形，这可以使小组发现消极认知"偏移"方法，把消极思想放到比情感更为具体和理性的现实阐述中。

米歇尔告诉我们她去医院看她母亲，那些护士居然无法回答她提出的问题；她的情感中掺合了气愤和不理解，她的第一个想法是"没人重视我"，于是她决定给她母亲寻找另一个健康中心。

整个小组研究认知偏移并证实第一次有多困难："只有消极思想""我只有第一个想法"……

疗程 15

回顾个人工作

■ 心境表。

■ 四列自我观察。

■ 实施行为目标。

■ 愉悦值和完成值,情绪思维突然出现时通过四问法进行偏移
练习(或者研究替代思想)。

塞德里克讲述了一个他通过四问法成功实施偏移练习
(或者研究替代思想)的情形或者"保持距离"。这个方法使雅
克证实了"极大的放松"并且对自己重建信心。他在最初自动
产生的消极思想里发现了非常多的替代思想。

治疗师:"我建议塞德里克,如果他同意的话,大家一起继
续围绕他的例子,通过提问来复习这第一个偏移认知技能。"

塞德里克	我决定就像预计的那样不去参加庆祝	压力,焦躁	他们都不在乎我	我不会去的

塞德里克然后对最初的行为想象出了替代行为:"我打电
话说我不来了,我挂断电话,我找个别的协会,我和负责人约
会,我自己办个节日,我参加其他研讨会……"

治疗师:"区分思想和行动很重要。关于行为,要考虑可
实现的行为也要考虑所有合适的行为,甚至是最不寻常的、出
人意料的甚至荒谬的行为,以便打开新视野。"

通过"事实验证"来介绍偏移的第二种方法。借助塞德里
克的例子就可以理解该方法。

学习第二种方法对大部分参与者来说都更加容易。

疗程 16

一周个人工作回顾

■　心境表。

■　执行行为目标和愉悦值/完成值。

■　当出现情绪思维时用"事实验证"方法进行偏移练习,如果很困难的话,通过提问使用偏移(或者研究替代思想)。

马克在夜间火车旅行时用第二种方法"事实验证"进行偏移工作。他感到自己处于"一再重复"的情形中,他首先观察所处的环境,感到消极情感减少了。我们继续这个例子来详述理性的、象征的偏移方法。

1. 快速描述在某个明确时间下的情形:马克在火车上。

2. 观察、探索环境并注意周围的各种元素(声音、枕头、光、长椅、通风孔……)

3. 每个人在观察到的元素中尝试找出两种可能的想法,例如:

■　通风孔:带来太多的冷空气,这对身体不好;

■　火车的声音:使我想起美好的回忆,我再也听不到了;

■　两个座位:看起来像飞机上的座位,非常结实;

■　我的枕头:我转身的时候它会发出声音,我在塑料包里放了抓毛绒;

■　小间:这里的气氛很好,我在这边感到更舒服;

■　我的姿势:我因用力弯腿导致腿疼;

217

■ 我：我什么时候可以停止反复思考？

4. 一旦您将您的情况分解成各种因素,如果类似情形再次出现的话,请列出至少 10 种您会有的替代行为的清单。

5. 我会步行,坐高速列车,玩纵横填字,听随身听,打电话,吃东西,叫醒打鼾的人。

治疗师："当您做这个偏移练习时,不要忘记您是您描述的舞台上的中心元素。情形是'在某个明确的时间定格在某个画面上,会持续若干分钟'。偏移不是一种再保险的方法,也不是积极思想的方法,而是一种帮助您摆脱单一思想或在某个明确时间,超出您所能承受的情感负担的练习。

"今天我们将通过介绍情感再评估概念,完成这项情感管理工作。

"我们希望您从今往后先在评估本能情感强度的四列表中进行记录,然后在使用了这两种偏移方法之一后重新评估这种情感负担。"

每位患者多亏使用了偏移方法,能够快速激活情形中的其他可能观点,从一种狭隘的观点中摆脱出来,转向一种来自他的经验的更广阔的观点。对现实作出解释的可能性极大增加,从一开始就打破了情感负担。这种情感强度的转变记录在四列的治疗簿上。

评分为百分制。情感负担的第一次评估在偏移工作前进行,第二次评估在行为偏移之后进行。

如果这个工作在痛苦情感情形之后立马执行,情感强度下降至少 50％,使患者可以找到情形中最合理的观点。

醒来时,我刚说过我不舒服,我的朋友什么回应都没有,从房间里出去,几秒钟后回来问我是否看到过他的 CD	沮丧	我可能在他眼皮底下死了他都不会发现	我回答说我不知道在哪儿

1. 这种情形下我还能想点别的什么?

■ 他不能正视别人的痛苦。

■ 他如此的以自我为中心以至于想象不出别人的痛苦。

■ 他一点儿共情都没有。

2. 我的其中一位朋友在这种情形下会怎么想?

■ 这个人真是没"完"了。

3. 如果我是这个情形的旁观者,我会怎么想?

■ 可能一旦离开,他会发现自己什么都没懂。

4. 这种情形有 10 到 15 年了,我会怎么想?

■ 我不能和一个这样的人继续待在一起了。

行为结论:

■ 结束关系;

■ 写信给他;

■ 打电话给他;

■ 发信息或者发邮件给他;

■ 问他睡得好不好;

■ 把他的碟片都藏起来。

　　若干可能的行为研究的目标不应该是遭受行为的"审查":找到若干行为(10 到 15 种),即使对自己说"我再也不这样做了"。但是开始时,我们会根据情感选择行为。清单只是

219

清单,情感管理的重点是记录所有行为,哪怕再古怪。通过这一过程使我们在情感上不再感到不自在并构成了一半的治疗工具。

不要忘记我们确定的情形和痛苦情感相关,因此,如果练习结束时,我们感到心情放松,笑了,感到舒服了,一半的工作就已经完成了。只有在之后,第二部分,我们会提出问题:"在所有的行为中,有没有一个是我可以选择的?"

该工具的有规律训练将会在一段时间后帮助患者更好地在情感上管理某些类似情形,并且更加从容地应对而不会感到有压力。

继续推进目标,记录完成度以及体会到的快乐。开始时通过提问法进行至少一次偏移练习,然后选择一种情形,通过提问法和事实验证进行偏移。

疗程 17

马克通过提问法和事实验证的两种偏移技能提醒自己,找到替代行为。针对心境表的练习,四列的自我观察以及愉悦值和完成值总是当务之急。

约尔心理练习偏移。因此他没有怎么试验针对紧张程度的放松以及和自己的情感保持距离。

皮埃尔告诉我们他的某些目标成功了,其他的则很难实施。他选择的偏移练习和找工作的目标有关。在地铁上的时候,一个他着手进行的"有什么好处?"的关于能力总结的自动想法突然冒出来。他感到疲倦、失望。他于是选择从头尝试。

塞德里克达成了大部分定下的目标(日常运动、走路、打电话给孩子们),从中感到满足。

米歇尔达成了大部分目标,感到满足。此外,他选择向我们介绍给他带来困难的情形。当他遇到将给他做手术的麻醉师,他得知他将会接受全身麻醉,然而他想的是接受局部麻醉,而且只在医院里待几个小时。

他感到失望和焦虑,并且想:我们本来应该讨论一下的,提出问题,但是我什么都没说。

治疗师:"我建议我们一起继续米歇尔的偏移工作,一起来帮助他完成。米歇尔在工作中感到总是集中于同样的元素。然后我们着手考虑认知图式概念。"

继续以小组形式讨论这个偏移例子。

日程:通过按疗程的初次分类法辨别认知图式。

治疗师:"我们继续讨论小组工作开始以来记录在四列治疗簿里的所有记录。目的是尽可能多地搜集可以使您辨别自身认知图式的心理资料。如此,您只需要重新抄写各情形下记录下来的认知内容(或自动想法)。

"您因此可能建立了您的自动想法清单。如果您一共不到40个想法,您可以尝试做两个日常评分(情形、情感、想法、行为),直到获得至少60个认知记录。

"您下一次将这个清单带来,我们一起将这些形成'派'或'类'的想法分类。每个派别将会是图表的映射。"

如何分类?

"第一想法分在类别1。然后,对于清单中的每个想法,您对自己提问:'直观地说,是否和第一想法有关联?'如果您没有找到,建立类别2。类别3同上……"它是否在类别1、

2里"。特别注意,不应该按主题集中。一定要相信您的直觉:"我不知道为什么,但是这个想法是属于这个的。"

所有的情形都可以成为实施偏移的"机会",不要犹豫,要不断地进行偏移练习(包括从头开始和评估情感影响),继续完成目标清单和制订个人认知清单,敢于冒险,尝试分类。

认知图式的个人工作在于,小组治疗期间,辨别主要的图式。每个患者都有自己的故事、独特性,但是某些图式会被重申,涉及行为表现、对他人的判断,在小组内部围绕这些展开讨论,能够帮助确定哪些易感性因素大幅度增强了人的内在心理需求。

重　点

1. 患者非常积极地参与对自身健康的改善。

2. 他们需要一定量的、具有针对性的阅读和任务,难度逐步上升。

3. 这种学习是发展性的,重复个人心理工作的能够使患者感受到积极效果。

4. 追求工作既是自我探索的真实经历,也是对疾病逐渐得到控制的发展过程。

5. 情感障碍发病早期症状的测定是首要的,为了能够在病情确定前做出对策。

6. 问题解决技能用于诸多环境中:做决定、抑制管理、社会压力管理……

7. 出自抑郁治疗的认知行为治疗(TCC)的行为技能,用于预警迹象或第一批症状刚出现的时候。

8. 认知方法在情绪管理和源于合并症（焦虑症、人格障碍……）的情感管理中都非常有用。

9. 用于双相情感障碍的认知行为治疗（TCC）带来了很多心理方法，其中患者将选择对他最有用的：通过观察这种或那种方法的效果之后。

10. 这种治疗的限制是患者的"理智化"，即把这些工具当作"实用的、可能有效的工具"，但是并不一定适合他。

第七章
如何预防复发

治疗的第三阶段：对话治疗

正如我们看到的,整个行为方法的目的在于减少抑郁或躁狂复发:

- 通过增加用药观察;
- 通过提前认识情绪波动;
- 通过更好地压力管理(环境和个人的)。

  在这一目的下,治疗的最后疗程(2 到 4 个疗程)将会用于:
- 对于知识的复习和巩固;
- 保持生物节奏的规律性(睡眠……);
- 管理双相情感障碍留下的伤痕;
- 辨别身体和精神上加速复发的压力因素;
- "应对"策略的发展以应对压力造成的影响及其后果;
- 总结达成的个人目标。

  继续关注这些要点并跟踪奥黛丽和治疗小组。

辨别伤痕及其社会心理后果

这事实上是一项关于未来建设的工作：处理耻辱、丧失和接受双相障碍。

辨别社会心理问题

我们将开始探讨社会心理问题或者由双相情感障碍导致的心理问题。

例如，在躁狂发作期，一个人会进行强迫性的购物，负上债务，成为问题的来源；一旦情绪再次下降，这些行为的后果将可能导致新一轮抑郁。

因此，治疗从双相障碍的症状研究发展到讨论和该病有关的常见社会心理后果。结束时，向患者提出：

■ 继续记录心境图和活动表，讨论情感/行为联系；

■ 解释社会心理和人际问题是如何加剧抑郁和躁狂症状的；

■ 在一周里思考遇到的社会心理困难并在接下来的疗程中讨论；

■ 填写心境图和/或活动表。

这次疗程期间，患者进行了一次社会心理和人际关系功能的完整评估，包括强项和弱项。这是处理这些问题的第一步。根据结果，每个人将会得到个性化的治疗。

当她好点的时候，奥黛丽有很好的冷静、实用的决策办法。

她需花时间思考,以理论的方法阐述问题解决技能,因为我们没有具体的例子来说明。

治疗师:"今天,我们将继续对问题解决技能精益求精。这是个结构化的程序,可供患者单独使用或者和亲人一起使用,将会用于每次稍稍提起某个问题,包括那些和治疗紧密相关、和时间管理有关的。

"尽管双相情感障碍被认为是一种生理疾病,研究提出疾病的表现可能和压力有关。

"社会心理困难会增加症状,使患者集中注意力变得困难,增加疲劳和随环境迁移。"

需要评估的领域

■ 症状控制:

→ 坚持治疗的益处,

→ 疗效满意度。

■ 人际关系领域:关系会发展吗?

■ 工作领域:

→ 工作,

→ 工作关系。

■ 社会领域:患者是否保持积极满意的社会生活?

自我表现

大部分双相障碍患者对自己、对生活、对职业都表现得很消极:"我对自己的职业生涯有亏欠""我对生活失去控制"。

这些信念是如此强烈和根深蒂固,以至于提出像"谁能证明这些信念"这样的问题显得不合适。

其他更为有用和有希望的问题有："我要怎样做才能使我承受的痛苦不至于没有结果?""我能从我所遭受的痛苦和错误中学到什么?""我该如何向别人介绍自己以保持自己的内心诚实?""我该怎样经营生活以便拥有目标?"同时,治疗师帮助患者辨别他遭受的困难和损失,以及他面对的社会伤痕的影响。

除了患者会有的这些消极现象,主要的担心在于建立患者对未来生活的信心。治疗师建议:

> "如果您的想法因情绪而阴暗、全速逃离,或者相反地费劲思索,做决定会更加痛苦。如果您和大部分人一样推迟时间,最终您必须去做决定"。

有时候,那些人推迟做决定,一直到其他人不得不代替他们做决定。

> 治疗师:"如果您想要在做决定时更加积极,您可以追随以下步骤。它将帮助您做出最适合您的选择。您完成练习后,如果不相信您自己可以做出理智的选择,询问一位您信任的人的意见。"

■　阶段1——T.[1]:"在一张纸上列出您可能的选择清单。当您需要二选一,且其中一个看起来比另一个好时,就很容易。当存在两种或三种可能性,而且都不够完美时就会显得很困难,给出每种的优缺点。

"当每种选择的优点都不一样时,事情就变得更加复杂。例如,您在找一个公寓,您有两个选择,相同的价格,一个更

---

[1]　即治疗师(Therapeute)。——编者注

227

大,另一个位置更好。您会选哪个？……

可能的选择	优　　点	缺　　点
选择 1		
选择 2		
选择 3		

　　"如果您决定停止一种关系,选择可以是：现在就停止；
继续；希望和解；对他(她)说我很不幸,问他(她)是否希望从
中解脱出来,这样会更好。"

- 阶段 2——T.："对每个选择列出优缺点清单,可以相互
  抵触。请一位朋友或家庭成员帮助你发现每个选择可能
  的优缺点。"

- 阶段 3——T.："重新列清单,指出每个选择里一个或两
  个最重要的优缺点。圈出来……"

- 阶段 4——T.："在您列出的优缺点中找共同点。例如,
  如果您权衡利弊来决定是否结束一段关系,您是否认为
  '和别人一起'相比'孤独'是更可能的原因？如果是这样
  的话,这就意味着您选择和别人一起,但不一定是和您目
  前在一起的人。检验您圈出来的主要优缺点,努力找到
  主题并列出来。

　　"第一个策略是放慢思考和决定过程以便控制。然后,将
您的注意力集中到一个想法上,最后使用系统的方法来作出
决定、得出结论。"

确实,双相情感障碍导致的症状中断了决定过程和问题解决
过程……对就业、工作、和他人的联系、联合投资……以重复的方

式产生直接影响。患者经常面对"重新开始"的情况:住院一年后再回到学校,一个工作丢失后再找另外一份,分别后再找到爱情和友情。

在这些"重复的起伏"之后,患者对自己和周围的人都表现得很消极,和他人的关系也变得越来越困难。

这些消极事件的重复使得患者在每次复发后很难重建他们的生活。

和他人关系的管理

识别疾病的社会心理结果正是使用我们目前学到的所有行为和认知工具的机会。

我们应把重点放在患者最频繁遇到的交流问题上和解决方法的研究上。

治疗师:"今天,我们将讨论您和他人的关系。在这个方面,哪些是您的强项,哪些是您的弱项?"

奥黛丽:"我想变得快乐、真诚和值得信任;我不会忘记那些支持过我的人。

"我的弱点是太唠叨;我应该学会更好地讲述事情,不要吐露真情。我意识到人们有时候会保守秘密;一个简单的情绪骚动可能会被诠释为一种可能的复发导火线。如果可能的话应一直保持好的情绪!"

(中略)

治疗师:"关系也会因疾病带来的思想混乱而变得拘束,无论是抑郁还是欣快症。的确,双相障碍患者经常因自己的性格困扰，使自己变得孤独，并远离周围人。"

他们在抑郁或者混合发作时经常对反对意见、批评或者拒绝太过敏感，因此无法减少忧伤、罪恶感、尴尬或者生气导致的强烈情感反应……为了评估他们感受的有效性，最好的方法是继续练习认知重建技能（四列清单：情形、即时思想或者认知、情感、行为）。

思想在抑郁和躁狂时因各种原因变得混乱，特别是由于太强烈的精神活动；担心、忧虑、遗憾和自我批评充斥着精神。由于很容易分心，患者听到的、看到的、闻到的或者感受到的东西及想法常渗透到精神里。

当他被吞噬时，要集中在某个想法上就变得很困难，尽管花费的时间已经长到足够得出结论。这不仅仅存在于躁狂发作；也会存在于抑郁发作。同一时间精神上负担太多的东西就会产生很大的压力，使人难以应付。

减缓精神运动可能会很难。心境调节药品和镇定剂都有用，但是也存在其他方法。其中一个办法就是远离导致分心的环境。没有环境的过度刺激，思想就会更容易受到控制。这意味着关掉电视或者收音机，走到公寓里一个安静的地方或者躲开噪声。有时候，噪声是可见的。包括课上任务的要点，一堆邮件，堆积的脏衣服或者提醒我们要完成的辛苦工作的其他东西……

除了认知任务，它能使人理清思想，更好地投入现实以分辨情况的各个方面，行为技能也同样被提出来。在治疗期间，为了帮助患者改善这些交流，制订需要遵守的规则将会非常有用：

■　讨论计划能使人冷静、有组织；

■　**准确、清晰；**

■ **专心、开放**；

■ **有创造能力**，可以找到问题的解决方法；

■ **简单**地一次只治疗一个对象。

自我确认技能工具可以通过案例来学习，例如批评管理或者争吵管理。

羞耻管理

在意识到自身情感痛苦的发病期间，治疗给了患者表达愤怒和痛苦的机会。

回顾患者的个人史（"生命表"或者双相障碍史），我们可以指出一系列"波涛汹涌"的关系，失去工作、学业中断、经济困难、频繁的住院次数以及其他创伤性事件。

治疗师一方面确认疾病的社会和个人结果，另一方面采取某些措施来继续控制病情。取得有效和变化之间的平衡是治疗的特征，这对未定的和复杂的症状都很有必要。

正如我们已经提到过的，生命表的制定可能是痛苦的（参见第五章）。患者在回顾他们一生的事件时会感到羞耻和遗憾。他们知道自己的一些行为导致了消极的结果。他们回忆起自己的轻率、情绪激动、学业失败或者职业中断，并见证了一些朋友不愿意再和他们说话，他们不得不放弃计划，若干因素堆积起来……

双相障碍患者感到的耻辱对他们的恢复有深刻的影响，他们在各领域遭受不公平待遇，无论是职业的还是个人的。科里甘（Corrigan，1998）提到，某些雇主因为对精神疾病不理解而拒绝雇用双相障碍患者。

拉姆等人(Lam et al.，1999)注意到,羞耻感可能会导致患者选择没那么诱人的工作或者不那么适合患者能力的工作,因为他们害怕因疾病而遭到拒绝。

甚至当患者有一份好的工作时,找到一个舒适的地方生活或者建立新的关系,他们都生活在对疾病复发的恐惧中。他们自问如果住院该怎么办? 别人会怎么看待他们的消失? 如何处理他们的问题或者如何保住他们的工作? 那些离开医院并能够保住工作的人对他人目光的接受度更高。

尽管在形成自杀念头时或者为了治疗的调整,住院是必要的,它也可能成为导致绝望感或者羞耻感的根源(Jamison,1995)。

羞耻感可能会伴有侮辱(Lam et al.，1999)。

为了更好地处理羞耻感,治疗师会根据以下步骤提出一项认知任务:

1."思考一个事件中与羞耻感有关的想法并展开想象";

2."确定哪些是您的首要想法"(认知);

3."完成以下表格":

思考别人会对我的主题想到什么或者感受到什么,同时想象一下他们会怎样对我	确定我对自己的主题的想法和情感
"他们会想到和感受到……" "我最担心的是他们会……"	"我觉得我是……" "我最担心的是我会……"

4."在考虑这两种担心的同时,我将会发展什么作为'应对'策略? 我能做什么? ……"

5."这个练习教给了我什么?"

目标是使患者对自己产生怜悯的态度。的确,自我批评伴随着耻辱,是自己的内部压力,改变了个人的实际经验。学习对自己怜悯，不是一种示弱，它也能够增加自信。对自己的情感同化能够感受到痛苦而不带有恐慌："我能感到羞耻，但是这一点儿都不坏，我不会尝试忘记它或者驱赶这种情感。"

经常性的自我批评阻止了对自己的宽容。我们都被消极的情感和思想所侵袭，而这正是我们人性的一部分；对弱点的理解以及对所有提供的努力的理解都是必要的。这种导致羞耻的自我批评的个人理解最有用的就是辨别感受到的危险，目的是发展其他的替代办法。

就像阿姆等人（Lam et al.，1999）的解释，认知行为治疗（TCC）给出了一个不会留下痕迹的方法，可供双相障碍患者在整个治疗过程中使用；TCC强调目标的达成，任务的执行并以客观评估为基础而不是以标签和主观判断。

通过使用 TCC 观念和权力，患者懂得了疾病有若干种病因学。

我们可以向患者身边的人告知其双相障碍吗？

疾病的表现是很棘手的问题，第一个步骤就是要认识病症，这在一开始时并不容易；对患者下躁狂发作的诊断通常是非常难处理的。

患者可以接受疾病并且询问是否要告知周围的亲朋，无论是家人还是朋友，这有可能会威胁到他们的人际关系（正在形成）和工作。他们是否应冒着分手的危险告知伴侣？在看病期间是否应告知雇主，使之在其复发时可以宽容点？或者面试时，申请的职位会不会一下子被拒绝？我们理解像这样的疑问增加了患者的压力。

所有在工作上出现的这些问题及其他问题有时会导致计划在落实上出现有趣的变化。

双 相 企 业

2004 年一位患有双相情感障碍的 32 岁企业主,克里斯多夫・多赛(Christophe Docel)和艾里・安杜什(Elie Hantouche)医生和布鲁诺・米耶(Bruno Millet)教授一起提出了一个创新的、有希望的观点,同时他们建立了双相企业,致力于为受该病折磨的人提供效力的机会。

四个主要开展的行动:

■ 对抑郁症和双相障碍开展交流和提高认识,通过讨论、座谈会、观看 DVD 等活动;

■ 辨别企业内部的社会心理风险;

■ 创立情感和认知调节中心(称之为"空地");

■ 开放第一个用于双相情感障碍研究的情绪中心。

这些问题不应被忽视,特别是当它们和治疗相关时。后者会反驳"回答属于您"或者采取共情的态度,和患者一起评估每个情形的利弊,鼓励和支持他。

通常,我们尊重患者的内心,不去评论他对是否公布诊断的决定。同样地,纽曼等人认为患者对自己的行为和决定负责。

在患者决定通知伴侣,后者表现出兴趣或者忧虑的情况下,建议提前准备一个一般的疗程以便应对关于疾病演变、治疗、预测、帮助伙伴的角色的问题,简化诊断以使他(她)理解有效而不侵入生活的控制方法;目的是加入到治疗中去而不是断言疾病不存在。

周围人的作用

患者为了摆脱疾病的困扰做了很多的努力,如果他们的亲人对家庭中因为有他的存在而感到耻辱,那么他们就有可能失去信心;这种行为可能通过各种形式表现出来。

■　简单的行为:拒绝照顾,如果家人不知道他患有这个病,就会导致复发;

■　一些患者感到受伤,因为他们的亲人将他们所有的行为都当作是病态的;

另一种受伤是把患者和外界隔开,成为家庭里的一个秘密。

每个患者都应该找到一个平衡点,接受双相情感障碍,把它当作生活中的一部分,而不是身份、喜欢的权利、能力、诚信或者志向的同义词。

纽曼等人建议,告诉患者如果没有疾病的话生活将会明显地更加轻松,但是不接受疾病,生活会因为双相情感障碍而毁灭。双相情感障碍的确强加了一些约束,但是它并没有因此使生活变得一无是处或者毫无意义,以上的观点是有教育意义的。

治疗师应该接受患者的情感问题需逐渐解决,在这段旅途上陪伴他们,但不要过于苛求何时结束。

患者能够坚持治疗直到疾病治愈,接受疾病带来的药品和限制非常重要,此外他们还能过上令人满意的生活。

温斯顿·丘吉尔

他是天才的政治人物,成功地反对了纳粹法西斯主义并且拥有众多才能(记者、演说家、1953年获诺贝尔文学奖)。丘吉尔可能患有双相障碍Ⅱ型,他幽默地将抑郁发作形容为"黑狗"。

弗朗西斯·福特·科波拉

集导演、制片人、作曲家、作家一身，科波拉在非常年轻时就迷上了娱乐业。

1至10岁期间，他因脊髓灰质炎躺在床上，每天吹大号、看电视、用父亲的工具制作8毫米小电影。

之后，高中时，他开始对写作感兴趣。

弗朗西斯·福特·科波拉（Francis Ford Coppola）的几部电影都成了经典，例如《巴顿将军》（Patton）、《教父三部曲》（Parrain）或者《现代启示录》（Apocalypse Now）……他有时候生活在痛苦里。最后一部的拍摄特别令人难忘，他的妻子讲述："我觉得他有一种紧张的抑郁。"他的传记作者经常参考他的情绪起伏。

在一次采访中，记者问："在您看来，痛苦是否会丰富艺术创作？"他回答："当然，遭受或者遇到无法克服的困难会将您带到您从来没有走过的道上去。正因为如此，随之而来的压力和冲突带来的结果和一切安好带来的结果肯定是不一样的。"

这对正在和情绪波动抗争同时又在进行伟大创作的人来说是一个鼓舞人心的回答。

确认会用到所有行为和认知技能

患者会操作自助项目，该项目可以提高个人效率，判断投入处理慢性和严重疾病的努力。

这种行为和认知方法能够使他们一步步地处理问题；因此，他们意识到不能用目前最常使用的二分法来衡量。

治疗师："该治疗的目的是把方法教给您：

- 为了预防抑郁和躁狂复发；
- 为了知道您的症状何时会突然重新出现；
- 为了在症状转移到抑郁或躁狂发作前将其控制；
- 为了改正疾病引起的错误想法、活力改变和情感苦恼（羞耻、拒绝……）。"

治疗措施的四个目标有：

- **预见；**
- **预防措施；**
- **减少症状；**
- **确认您的进步。**

阶段 1：预见

如何使用双相情感障碍史并通过心境症状单认出症状？

如何使用心境图和症状单来控制情绪？

如何辨别疾病史上的那些"触发器"；回顾清单上会造成状态恶化的东西？

阶段 2：预防措施

如何保持睡眠充足；不要将事情恶化；接受规律的治疗；避免诱发症状？

如何学会增加关系；给出更多的机会；确定目标；培养良好的习惯？

如何使用问题解决方法;避免危险;控制忧虑和深思熟虑;避免太多的刺激?

阶段 3:减少症状

如何使用活动计划;避免不活动?

如何使用"3R"法:改变您的思维,辨别、调整、重建?

如何使用方法:放慢、集中、推翻结构化的思想混乱?

如何控制过度刺激;减少过度活跃;将改变的欲望保持在可控范围内;确定活跃的界限并确定目标;睡觉?

如何使用心境图;使用心境图控制情绪;询问其他人的反馈?

阶段 4:衡量进步

现在,患者已经采取了各种控制抑郁症状的方法,对已经采取的或即将进行的措施作好记录以达到以下目标:

- 更好地认识自己,易感性、力量和症状;
- 进行练习来控制疾病;
- 学习每个阶段经历过的疾病,以便知道接下来会有什么;
- 接受双相情感障碍的诊断是为了可以走在前面,尽一切可能保持健康;
- 避免复发的危险;
- 找到一种足够舒适到可以坚持下去的药物疗法。

治疗师:"您学到的用于辨认抑郁和躁狂症状,及控制情绪变化的方法也能够用于衡量您的进步。如果您对每天的情绪都标记了分数,并且把这些汇总到图表上了,您将在中间看到波动在—1到＋1之间的一条线。当您的情绪下降到抑郁状态或者上升到躁狂状态,只要使用新的方法,几天的时间就又可以回到正常状态;＋2以上和—2以下分数的日子会越来越少。

"您可以决定不再每天使用心境图但是定期地确认情绪是否正常。例如,如果您知道您有可能在冬天会抑郁,在春天会躁狂,您就可以在这些季节刚开始时使用图表。如果您发现症状加重了,请使用学到的方法来制止其加剧,如果仍然未改善,您可以联系医生。当季节过去后,继续保持一到两周的图表观察以确保您的情绪达到稳定。"

报告双相情感障碍带来的创伤之后,治疗期间进行的练习可以帮助您逐渐接受诊断。

每天、每周的所有思想和行为都应该检查;这个检查单可以和治疗一起作用于观察个人病情的演变。

奥黛丽的案例

奥黛丽,尽管因一周内两次晚睡而感到疲劳,仍然觉得值得去专心回顾对遇到的问题进行分类的练习。

奥黛丽:"这非常好;这是对治疗以及我们可以使用的所有工具的很好的总结;非常好。我对我觉得使用起来很简单的练习做了笔记;例如,涉及心境图,我知道如果在＋2或者—2之间摆动持续一周,这将是一种迹象,因为我正常状态下不是这个样子的。

"当我知道双相情感障碍是长期疾病,即使接受治疗都可能出现复发时我略微感到难过,但是多亏治疗工具和我的孩子给了我从未想过的力量和动力,我在面对症状时感觉更加充满信心。"

治疗师:"下次疗程,我们将尽可能完整地列出您在正常状态时有能力做的事情的清单,无论是个人的还是职业的,为了给您的真实能力画一幅自画像。"

根据巴斯克(Basco)的单独交谈计划,疗程 17 至 20 很大程度上是用来辨别和解决社会问题的。

工作上,奥黛丽的负责人几个月来完全改变了态度,清楚地对她予以了信任。

然而奥黛丽告诉我一个困难:在办公室里,关系在公务里再度变得紧张。她没有动摇,但是为这种气氛感到惋惜:"当她来到旁边的办公室,这不会打扰到我,但是当我们两个人单独待上几个小时,我就会不舒服。我不知道说些什么,并且我感到非常无聊!"

奥黛丽于是使用偏移方法来处理她同事来办公室时的这种尴尬混合着焦虑的情感。她记录了第一个想法:"她想更多地了解我"而来拜访我。对这种情形其他可能的观点的研究可以使奥黛丽冷静下来。等同事回到她自己的办公室后,她把自己所有可能的行为列出来。

接下来的一周,奥黛丽告诉我们,从人际关系的角度来看,进展得好多了。她尝试了之前担心的电话联系,并且进展不错;她决定找一天邀请她隔壁办公室的同事以及和她一起工作的另一个同事,因为她还是害怕尴尬,不知道说什么,如果没有第三个人在场的话。

这个提议得到了支持,具体日期未定。

小组治疗

这里有一个患者小组的例子,他们想回顾认知偏移方法(参考第四章和第六章),因为他们中的一些还在艰难地使用着。认知偏移的一个方法是替代想法研究,使用率很高,但是通过"证据检验"使用偏移的方法则要难得多。

杰拉尔要求采用继续情感处理方法,"偏移"方法,他尝试在这周使用它,与他在使用的另一个方法进行对比,后者使他停滞了几个月,但由于罪恶感,他仍然遭受情感煎熬。他避免了跟母亲和阿姨的所有联系。他不想她们来他家,因为家里有一把一直没有修理的椅子,并且这把椅子还成了诸多争论的焦点……

情形举例

情境(背景)	情 感	认知(想法)	行 为
星期二晚上,在我的客厅,我经过那把应该换掉的椅子(它裂开了)	罪恶感,沮丧	我永远也做不到	我坐下了

■ 第一个元素:时间

→ "我晚上的时候总是更加累,更加敏感。"

→ "每个晚上我都能看到这把破椅子,这不可能。"

■ 第二个元素:电视

→ "它也不怎么好,我得修修它了。"

→ "我看电视的时间太长了。"

■ 第三个元素：椅子

→ "我应该问问我们这个街区谁能修椅子。"

→ "这上面已经没法坐人了。"

■ 第四个元素：我自己

→ "我不是喜欢修修弄弄的人。"

→ "每次我母亲经过,它都会倒下。"

→ "我不敢再邀请别人了。"

行为总结：

■ 拍一张照片,然后到商店里寻找一样的椅子,并找到一把新的；

■ 如果有人跟我说这不可能,就把椅子都扔到垃圾桶里；

■ 继续使用我的椅子,虽然它很快就会要么被修理要么扔掉,在破掉的地方放上一个很大的垫子；

■ 找家具修理工来做个预算,最好是免费的；

■ 在我的朋友里做个调查；谁能找到我的问题的解决方案？

■ 把椅子藏到我的卧室里；

■ 寻找喜欢给椅子翻新的人；

■ 把椅子还给我的父母,当初就是他们把椅子给我的；

■ 在网上发布广告；

■ 寻找提供家具换新的绒绣工作室(非商业型)；

■ 其他。

在"证据检验"后探究解决问题的可能行为里,患者会寻找严格适应情形的行为,其中某些对他来说是合理的,另外的则是荒诞的,即使其他人可能选择这些解决方法。

之后询问人们会选择哪个解决方法是很有意思的。

这个练习由整个小组完成,每个人都回顾了方法的发展。那些还有困难的人被鼓励根据同样的提纲再研究一个情感上困难的情形。这在一开始不太容易;需要练习来达到舒适。对每个给出的元素,都要找出至少两种想法作为图上每个元素的评注,并且要系统性地一个接一个进行。

不能混淆两种偏移技能,分别是提问和证据检验;的确,各自有不同的效用。要使替代思想法研究和"证据检验"在有着不同经历的患者身上鲜活起来。

大概在疗程 16,我们研究了令一位患者很痛苦的情形,通过问题(替代想法研究)我们第三次重新看到,并介绍了"证据检验"的偏移方法。每个患者之后都被要求表达自己使用一种或另一种方法的感受、印象、期待。所有患者都需识别这两种方法动用了多少不同的能力。一些人看起来更喜欢两种方法中的一种。

杰拉尔因各种可能的方法感到宽慰。由于他的巨大困难,他将在网络上寻找解决方法。一旦通过第一步,他想要打电话给他的母亲和阿姨来修补关系。

回顾了这个偏移的基础工具后,我们回到生理节奏平衡的重要性上。

生活方式的规律性

稳定情绪的生物节奏规律在治疗的第一个疗程中就介绍过了,并且在整个工作中无数次复述。我们回到主要的点上。

保持良好的睡眠时间和质量是将双相情感障碍维持在平稳状态的必要条件。睡眠的质量在疾病的预防上是必不可少的,在入睡前禁止摄入兴奋物质(含有咖啡因的饮料)。

生活节奏的规律性是重要的元素,是双相障碍患者治疗不可分割的一部分。应该在吃饭时间、活动上遵守某种准则……

因此患者在作息时间里保持平衡是很重要的,这对保持稳定的情绪,管理好促进社会适应、提升生活质量的作息时间上都很必要。出现在第三章中的贝克的"日常活动日程"(Time Scheduling)对帮助患者更好地观察这种时间上的划分非常有用。坚持记录睡眠时间也是很有用的做法。

正常心境阶段和抑郁发作时我们都建议运动,但是在轻躁狂或躁狂发作时则不建议,当情绪上涨的初期症状出现时同样不建议。

有害的信念

这涉及错误的内部归因,治疗师应在发现情况时第一时间反对,并且让患者用更实际的想法来替代,把患者在治疗中的责任拿到前面来。

患者被鼓励有规律地服药,遵守约会,遵照日常计划,重视睡眠和饮食,并使用治疗期间获得的能力来保持改善程度。此外,遭受药品副作用的双相障碍患者应该比没有副作用的患者更加细心。

关于精神兴奋剂的主题非常重要。的确,咖啡会诱发轻躁狂(通过作用于去甲肾上腺素激活系统)和一定程度的焦虑,使睡眠情况变化。含咖啡因的其他物质(例如苏打水)也是一样的。一些双相障碍患者甚至对咖啡因表现出了依赖。

应根据每个人的治疗和药物状态适量饮酒或禁止饮酒。经常当做镇静剂替代品的饮酒行为会导致焦虑加重和抑郁的突然到来，同时认知功能下降，降低了对冲动的控制（好斗性增强）。

双相障碍患者应该避免那些会导致复发危险、影响心理状态的物质。咖啡因的摄取会引发循环的加速，焦虑，好斗性，睡眠失调，精神病性症状……所有的毒品都给双相障碍患者带来了巨大的情绪不定风险。

的确，咖啡、酒或者其他精神兴奋剂能改变意识状态、行为、情感和思想，会诱发物质依赖和滥用。

数据显示，约 60％ 的双相障碍患者滥用或依赖某种毒品。调查显示和这些产品的第一次接触通常是一种为了减少症状的"自我医疗"，发生在双相障碍诊断还没确定的阶段前。

奥黛丽身上

疗程 17

奥黛丽很累，她不能保持睡眠节奏，她最小的女儿还是个婴儿，经常在半夜醒来。多亏了治疗，她知道需要保持多长的睡眠时间，但是不知道该怎么解决这个问题。

奥黛丽抓住机会使用问题解决方法：

1. 确定：如何防止宝宝每个晚上吵醒父母？

2. 解决方案：

■　每晚给她双份喂食；

■　让她和父母一起睡，在床头柜上放奶瓶；

■　让她在自己的床上哭，直到她自己安静下来；

■　晚上偶尔让祖父母来照顾她；

■　确认她是否因为奶嘴掉了自己又不能重新戴上；

■ 让她晚点睡。

3. 评估和分类：

■ 随她大半夜的哭喊行不通，因为有邻居的关系；

■ 和父母一起睡会给她带来不好的习惯，会在将她重新放回自己房间睡时遇到各种问题；

■ 把她交给祖父母照顾一晚不能解决问题，但是可以让父母恢复体力，如果问题一直持续的话；

■ 晚上多喂她点吃的已经试过一次但失败了；或许应该坚持询问儿科医生？

■ 迟点哄她睡觉，如果这可行的话，又会一点点回到每晚提早 5 分钟把她放到床上。

我们将选择最后两个方法，然后一个个尝试并评估。

疗程 18

奥黛丽还是很累，因为小詹妮弗一晚上要醒来两次。

试图让她自己哭喊和安静下来已经失败了；父母在 20 分钟后崩溃了。

这周，奥黛丽在度假；她尝试晚点哄她睡觉，因为她不用去幼儿园，于是可以在早上恢复体力。

下一次疗程，她将尝试一种解决方法并评估它的好坏。

辨别压力因素

压力因素的作用及辨别方法

这个阶段用于详细研究不同病症发作阶段前的事件或压力。

双相障碍患者对压力的承受度要比一般人更脆弱。波斯特(Post)的激发理论认为,压力重复出现导致患者逐渐脆弱并可能诱发躁狂或者抑郁的复发。压力的重复在所有个体上都会造成大脑在神经冲动传送中产生生物化学反应,对接下来的压力敏感度增加。患者因此变得对压力越来越脆弱,并成为情绪病症的产生条件(参考第一章)。

压力是机体对任何内外环境的自动反应。这种生理学和心理学反应能够应对新情形产生的需求。每个个体都将要准备若干种方法来形成"应对"策略。

压力反应期间,个体存在很高的情绪活跃水平、运动水平、生理水平和认知水平(警觉阶段)。同一种压力在不同人身上的反应非常不同。

持续的压力带来警觉反应之后的反抗阶段及之后的耗竭阶段会对每个人造成有害的结果。双相障碍患者身上的压力会导致情绪失调。这种结果由神经冲动传送上的作用直接导致,也由睡眠上的有害压力作用间接导致。

对患者的研究总结出了各种成为复发根源的压力情形:

- 家庭的:分离、离婚、丧失、冲突、情感表达程度上升……;
- 职业的:工作过度、常规活力丧失、冲突、被解雇、骚扰、升职、合同到期……;
- 社会的:隔离、某些体育活动……;
- 社会节奏破裂:作息时间不规律、吃饭时间不规律、睡眠时间减少、社会活动不规律、断断续续地工作、时间表不协调、糟糕的私人时间安排和疲劳处理方法……;
- 毒物和兴奋剂滥用:酒、兴奋剂、毒品、咖啡、咖啡因产品、节日时过量饮食……

因此,在治疗期间,应辨别抑郁或躁狂发作前的压力。第一次进行的时候并不容易,要么患者不记得了,要么患者以为自己完全了解自己的易感性。不管什么情况下,这个研究将继续归纳进生命表。

不同认知理论提出者都假设,同样性质的"压力源",对于一些患者出现在抑郁发作前,对于另一些患者则出现在躁狂发作前。然而,这并不意味着"消极"的压力必然出现在抑郁发作前而"积极"的压力出现在躁狂发作前。哀痛带来的躁狂症很好地说明了这种不一致。

明确这种使患者脆弱的压力因素能够长期降低复发率,有助于辨别个体的易感性。

加速了抑郁或躁狂复发的压力因素会导致警觉迹象或者急性期预兆的出现。

对抑郁症来说,从警觉迹象的出现到抑郁发作的出现需要几个星期;而对躁狂症来说,这些前驱症状只提早出现几天(参考第三章或第六章)。

这些信号可通过建立抑郁、躁狂(或轻躁狂)警觉迹象清单来辨别。患者之后会观察到这些信号可以预测复发(记录一个人在每个阶段前突然出现的有效迹象),然后回到引起最近一次复发的环境中来识别压力因素。

患者由此建立自己的压力因素清单,为了下次可以更好地应对病发。

临床说明

奥黛丽

奥黛丽通过生命表清楚地辨别了使她复发的压力因素。

抑郁发作总是由对考试、培训或者工作上的任务失败的预期引起的。这样就会在她身上爆发无理的"灾难性剧情"，因此她退缩并使自己陷入绝望中，自我封闭。

总体上，所有来自日常能力的要求都令她不安，因为她怀疑自己的能力。

相反地，加速轻躁狂发作的因素辨别起来很困难。

这些阶段似乎存在季节性特征，总是在春天或者夏初发生；它们通常会紧随抑郁发作，让人思考至少在某些情况下抗抑郁治疗会引起情绪转变。

小组

以下摘自 19 小组疗程的第二部分。

疗程主题：加速抑郁或躁狂复发的压力因素研究。

通过生命表，大家识别加速抑郁或躁狂复发的压力因素。好好区分加速抑郁的压力因素和加速躁狂的压力因素非常重要，因为它们是性质完全不同的因素。

米歇尔假设抑郁发作之前总是存在和女孩的情感断裂，甚至和年轻女性的关系性质也不同（一些认识了 3 周，一些则有 2 年）。

相反地，他假设躁狂发作前他会去出差。暂时他观察到这个仍然不一致的共同点：一些出差比较远，一些会有时间差而另一些没有……

米歇尔将继续他的探索。

小组成员识别的加速复发因素的其他例子：为准备考试引起躁狂状态。

我们知道有加速作用的压力导致了两种结果：

■ 对三分之二的人来说,这是惯例(睡眠、吃饭、喝咖啡等时间表)改变的结果;

■ 对剩下的三分之一的人来说,这是生理因素。的确,加速躁狂复发的压力因素,学业上或工作上的过度劳累,就像在这个例子中的,将会对惯例和"心理想法"有立即的、直接的影响。

压力因素有加速作用是因为惯例和相关的认知改变(贝克的四列表格中标明的)。

在米歇尔的例子中:"情感断裂引起的抑郁",我们可以研究情感断裂是如何改变惯例的(睡眠、饮食、烟酒等),并导致了怎样的想法。

其他情感分离的情形也同样会导致复发吗?

这个研究的目标是更好地区分加速躁狂复发的假设和加速抑郁复发的假设,以便采取合适的必要行为来预防复发。

发展"应对"策略

学习放松和呼吸技能可以更好地处理生理压力(参考第四章)。

集中考虑和压力有关的想法,这些想法通常伴有扩大和夸大现象。平常的环境由此突然引起焦虑。认知偏移方法因此是有用的,但是为了"激发"效果,必须对相对稳定的情感状况采取有规律的练习。

个人应对

评估患者的应对能力、才能、社会支持等对治疗来说非常重要。患者可以因此有办法使用所学的知识和能力,通过获得新的能力来改善压力。

如果患者对自己的写作能力或者艺术能力很自豪,他们会被鼓励记录一份详细的认知和情感经验日志,或者通过音乐或其他艺术来表达。因此,萨尔兹曼(Salzman,1998)鼓励轻躁狂患者把他们的精力专注到一个有创造性的目标里,来增加自己的爱并减少其他危险。

因为职业活动或爱好,有特殊才能的患者被鼓励使用他们的才能来对抗抑郁。

有广大的、确定的社交圈的患者,被鼓励听取曾经帮助过自己的、值得信任的人的意见;因此,他们不会感到低人一等,他们的社交网因为相互依赖得以发展。

总结个人目标合约

在最后一次和第 20 次疗程期间,总结个人目标合约:

奥黛丽

作为教育工具和预防复发的工具,这个治疗应当将信息覆盖到原因、有潜在爆发可能的事件、症状、风险、疾病治疗和行为评估方法中,努力自行改变或者在周围人和治疗师的帮助下改变。

奥黛丽可能最终接受了双相情感障碍诊断,这在之前她是做不到的,并且将心境调节的长期治疗看做一种必要治疗。

这个自觉采取的决定性个性化工具,除了提供她阅读材料,毫无疑问地成了她的双相情感障碍史,这提醒了她,这么多年的心境波动在她的眼前展开。

通过进行相关的练习并由此获取经验，她发现在轻躁狂或者抑郁发作时的思考都会伴有认知失调，一旦症状出现，她就毫无办法。

所以谨慎对待情绪变化和思想失真尤其重要；为此，对自己、他人、自己的习惯、兴趣或者其他事情的反应定义了正常心境阶段的人格，这非常可贵，因为这能够使我们在变化刚出现时尽可能快地做出反应。

她先采取思想改变措施，然后是行为改变，在各种我们谈到的认知失调的影响下，采用各种方法来评价错误想法并找到其他更加理性的想法。

小组

每位参与者总结了目标清单。治疗大约开始于六个月前，目标清单的完成时限约为 12 个月。

米歇尔逐步实施自己定下的目标，预估已经完成了 70％。最后，关于执行，有规律且有活力地实现起来要更加困难。

安德烈的目标是缩短起床时间。萨容医生告诉他自觉地保持生物节奏的重要性，因为这既不能靠药物也不能靠个人感受。起床时间是稳定生物节奏的最重要因素，通常需要 6 个月来养成一个有规律的周期。**您可以在日历上记录您想要起床的时间，每 3 天或者每周减少 15 分钟直到达到您期待的时间。**

伊莎贝尔完成了所有的目标，并希望可以巩固。她同时还可以扩大适用范围（比如"每天看报纸"的目标使她在公司里成立了阅览室）。

伊莎贝尔对自己更加自信，想要发展工作之外的活动，要保持谨慎以免分散精力。

玛缇娜在使用治疗期间获得的技能时遇到了困难，特别是在目标清单上。至于使她害怕并且完全抑制她的原则和权威，她将自己的困难和个人提问法练习起来。

治疗师注意到玛缇娜更长时间地处在这种情形中，现在要鼓励她继续这种方法。

杰拉尔重视走过的路，其中子目标分级使他得以完成公寓的施工。这种任务的分割能够对抗"全部或什么都没有"及其带来的气馁。他同时提到面对权威时的困难，这使他不敢说话和表达自己的感受。杰拉尔还指出他更多地去倾听别人，但是仍然会讲得非常快并且觉得没有人在听自己说话。和他人的关系还是很困难。

马克使用治疗中学到的技能时，在跟踪治疗时产生了困难。他能够成功地安排和整理办公室，但在摆放办公室里的东西的顺序时遇到了困难，特别是根据各种载体的信息积累（纸张、光盘、电脑……）。萨容医生提出建议，他可以先挑选和筹划三分之一的纸堆就可以避免这种杂乱的囤积。

治疗师和小组里的所有成员一起用互动的方法总结了治疗期间使用的各种技能：

1. 从 +5 到 -5 记录情绪。强烈建议继续定期观察情绪变化，记录较明显的波动（+2/-2）。为此，治疗簿或者 EXCEL 表格上的记载可以使我们长期观察这些变化并知道这些变化的起因（内外因素）。我们的想法是建立一种"影响情绪因素的手册"，制定关于情绪降低或上升前的压力因素假设。它们其实是加速轻躁狂或者抑郁复发的压力源,所以可以制定预防策略。

2. 如果我们想要观察情绪的变化,我们可以加入四列练习:情境、情感、自动想法和行为。当情绪下降,活动规划技能可以引起压力和焦虑的减少。此外,进行愉快的活动(情绪下降前制订的清单)将作为杠杆来使情绪回升(听音乐、看漫画……)。至少需要两天这些活动才会对情绪产生积极影响。**当您处在消极情绪时,就好比积极想法的公路阻塞了。**我们学到的技能是重新使这条公路运作起来。

3. 偏移工具(当您感到不自在时,您可以使用四个问题或者连环画,将它们写下来或者记在心里)可以降低情感压力,使患者感到更加从容。每周进行这个练习可以使偏移进程自动化,并且在情感变得很激烈前进行训练。在出现消极情感(焦虑、苦恼、生气……)或者事件发生的 20 至 30 分钟后使用这种技能会非常有效。

4. 最后一个工具是根据自动想法和措辞的分类来识别图式。对那些已经有自己的图式的患者来说,建议他们将每个措辞重新抄写在卡片上,然后在一个月内重读。当出现一个令人不快的情形时,可以问自己"我的哪个图式在使我不安?"在活跃的图式旁做标记,然后按活跃值从高到低分类。可能会有 1 到 2 个非常活跃的图式出现。针对这个"图式的领头",我们将会制订优/缺点表,思考优势和劣势来使图式恢复刚开始的样子。该表格有时候可以改变患者,认识患者的易感性以及对心理功能的影响。

总之,治疗最后的交谈将会巩固之前学到的知识,同时强调了压力各种来源该如何处理。

我们今后将面对评估研究带来的结果,这些结果衡量用于双相障碍患者的认知行为治疗项目的临床和心理学效果。

针对 I 型双相障碍患者的认知行为
治疗项目评估研究结果

研究表明认知行为治疗(therapie cvgnitivo-comportementale, TCC)在预防复发上的效果。

我们不会对已发表的研究进行详细的回顾,我们只援引那些探讨历史性的、临床性及心理学作用的文献,这些文献中的 TCC 项目有助提高对双相障碍患者身上的变化进程的了解。

一般性的研究

迄今为止,这样的研究非常少,在心理治疗评估中受各种方法论的限制。

我们看出:

■ 采用特定 TCC 对双相患者跟踪治疗,在治疗结束时评估患者临床和心理变化(Palmer et al. , 1995; Bauer et al. , 1998; Zaretsky et al. , 1999; Fava et al. , 2001; Patellis-Siotis et al. , 2001; Mirabel-Sarron et al. , 2006; Docteur et al. , 2007);

■ 其他"控制组"研究随机抽取一些患者形成小组,然后将 TCC 和另一种治疗的效果进行了对比。

科克伦和控制组的研究(Cochran, 1984)

这位作者研究了 28 位接受锂治疗的 I 型双相障碍患者。这些患者中,随机选择了 14 位进行了六个疗程的认知行为治疗(每次一小时的周疗程),其他 14 位只接受简单谈话(15 至 30 分钟)。六个月结束时,接受认知行为治疗的患者小组的服药习惯要远远好于控制组(前者不按时服药的人数占 21%,后者则达到 67%),并且住院率也少了 60%。尽管这种首次尝试的研究存在方法论上的许多不足,特别是关于患者谈话内容的可比性,但它第一次证明认知行为治疗小组由于不按时接受药物治疗导致的复发减少了一半,再次住院的情况也减少了。

帕尔默等人的研究(Palmer et al. , 1995)

这支队伍在 6 位 I 型双相障碍患者身上进行了认知行为治疗功效(封闭小组进行每次 90 分钟的周疗程)评估,为期 17 周。这次研究的结果非常鼓舞人心,但是患者人数的不足限制了结论。

拉姆的研究(Lam et al. , 2000)

对 25 位患者进行了锂的心境调节治疗的门诊研究。

随机建立两个小组,第一组接受 20 个疗程的认知行为治疗,第二组接受心理跟踪治疗。

6 至 12 个月的评估显示患者病情出现极大的改善以及循环的减少,接受拉姆的治疗计划的患者的药物依从性提高了;接受认知行为治疗的患者 12 个里有 10 个在跟踪治疗期间没有复发,而作为对比的那个小组 11 个里只有 2 个没有复发。

斯科特等人的研究(Scott et al. , 2001)

斯科特等人的研究对比了 42 位双相障碍患者,其中 21 位接受了 6 个月的认知行为治疗(大约 22 个疗程)。

这些患者在 6 个月后抑郁症状明显改善(以贝克抑郁量表

评价）。

药物的糟糕依从性从 48％降到了 21％。

拉姆等人的研究（Lam et al.，2003/2005）

拉姆和他的团队选取了更大的 I 型双相障碍患者样本继续他们的研究,这些患者尽管接受了心境调节治疗但仍然遭受频繁的复发,从两个小组中随机抽选,其中一组接受 15 个疗程的认知行为治疗。

这个研究的结论是,接受了 TCC 的小组在 12 个月跟踪治疗结束时,复发次数大大减少,阶段的持续时间减少（大约减少到三分之一）,残余的症状也减少了;患者能更好地处理躁狂发作,社会功能也增强了。

抑郁发作的预防好于躁狂发作的预防。一年后复发的患者比例在 TCC 小组为 44％,而在控制小组为 71％。

这个研究显示了相对多的人数的患者以及一年时间的跟踪治疗的优势。

这些研究的结果都是一致的,值得人们用更长时间的评估研究来验证。

道科特等人的研究（Docteur et al.，2007）

最近的研究都集中于认知变量的测量,例如认知图式或者记忆功能,为了区分临床变化中的心理过程。

"认知治疗"小组在所有变量上都占有优势。这个结果是不容置疑的,根据复发的预防效果和持续时间,特别是第一年的。患者在各项情绪评估标准上的得分,在最后的 6 个月,社会功能和应对质量都被认为是较高的。作者因此总结了认知行为治疗项目的成效,但是强调,对复发的预防效果似乎会随着时间而消失。

图尔尼埃、库涅赫、凡而杜以及德忽鲁的研究(Tournier，Cougnard，Verdoux et Droulout，2008)

该研究评估了Ⅰ型或Ⅱ型双相障碍患者的个人心理教育与住院治疗的相互作用。

■ 第一组的38位患者接受了30个疗程，每个疗程为30至45分钟的心理教育；

■ 第二组的28位患者接受了常规的信息而没有进行系统的心理教育。

在治疗结束时通过关于该项目的15个问题的多项选择题进行评估。

结果显示，接受心理教育疗程的小组的得分为39.3，远远高于另一组的29.8。

第一组对自己的疾病和治疗以及压力和复发因素都有了更好的了解。

对抑郁、轻躁狂和混合发作的症状学认识在两个小组中是一样的。

结果表明，该心理教育项目能够非常容易地融入针对住院患者的健康组织中。

行为和认知工作队心理变量的影响

拉姆等人的研究(Lam et al.，2004)

如果说一定数量的研究揭示了认知行为治疗对双相患者的积极效果，但关于双相障碍患者和单相障碍患者的各自功能障碍的对比研究却寥寥无几。

双相障碍的认知模型(Lam et al.，1999)假设努力达到一个"较高的目标"(高奋斗目标，high striving goal)体现了双相障碍患者的一个危险因素，尤其紊乱了他们的日常昼夜节律。

拉姆及其同事在这个研究中的目的是研究双相障碍患者小组，评估这种"高奋斗目标"对疾病的影响，同时比较双相障碍患者小组和单相障碍患者小组的得分。

研究使用《功能障碍态度量表》(Dysfunctional Attitude Scale，DAS)的84项简化版本(DAS-SV)对143位双相障碍患者和109位单相障碍患者进行了评估。然而，《功能障碍态度量表》最早是为了单相抑郁症建立的。评估工具的各种项目析因分析没有因此给出关于"高奋斗目标"图式的直接迹象。于是，研究试图找出各种能够使我们获得该图式的间接评估因素。

在双相障碍小组里，分为三个因素：

■　因素1，衡量"高奋斗目标"(体现在25％的患者身上)；

■　因素2，衡量"依赖性"(11％)；

■　因素3，衡量"成功"(8.2％)。

因素1，"高奋斗目标"由各种符合自己期待的项目组成。另外，还和躁狂发作的住院人数相关(过去的)。

单相障碍小组在三种因素之间不存在明显分数差异。

此外，这个图式是过度工作的根源，如果无视这种超负荷的努力，患者就无法达成目标(因为目标定太高所以无法达到)，这会使他失去信心和希望，从而导致抑郁复发。此外还伴有特殊的抑郁成分，对某些患者来说(坚信"一定要一直幸福")是绝望地感到抑郁。

作者们因此推断，心理治疗工作中，态度和功能障碍图式特别是"高奋斗目标"图式的更新很重要，能够更好地阻止心境障碍复发。

这个研究的结论是功能障碍（高要求、超级完美主义等）使双相障碍患者追求过高的目标，并和双相情感障碍相互影响，成了危险因素。

拉姆等人的研究（Lam et al., 2005）

研究者考察"自我过度乐观感"（Sense of Hyper-Positive Self）图式的影响，它有关双相障碍患者对认知治疗的反应。

这个研究中使用的工具为 DAS 和《自我过度乐观量表》（*Sense of Hyper-Positive Self Scale*, SHPSS），可用于患者自我评估，衡量他们根据自身优点发现的方法（活力、生产力、说服力等）。这个评估是在患者处于"微高"（mildly high）阶段时进行的，没有达到轻躁狂的临床状态。

研究假设 SHPSS 得分高的患者对认知治疗的反应较差。

103 位 I 型双相障碍患者样本（从 158 位患者中选出，其中 55 位患者不符合研究标准）被随机分成两组，一组接受认知治疗，另一组作为对照组。SHPSS 评估在两个小组开始前（治疗前）和六个月结束时各进行了一次。

治疗师的目的是教患者检验、控制和改变自己的思想和行为功能障碍的技能（拉姆等人的文献中描述过的技能，我们在之前已经详述过）。

通过认知治疗，患者获得了满意的和有效的结果。然而，一些患者喜欢持续高涨的"激发"状态，这使他们思想活跃并且拥有积极的情绪。这种"微高"的状态，尽管没有完全达到轻躁狂，仍然萦乱了患者日常的昼夜节律,同时提高了发病易感性。

此外,当这些患者有一种"自我过度乐观感"时,他们认为这种感觉会带来有益的效果,从而希望经常感受到,这时他们会更加爱表现、更爱创造、更有说服力、更活跃。他们对这种状态的渴望和关注是跟情绪稳定技能以及预防复发技能相反的。

SHPSS 得分较高的患者和 DAS 得分较高的患者相近,涉及上面提及的研究(Lam et al.,2003)的因素 1("高奋斗目标"),正如我们所见的,这同样成了增加易感性的一个因素。研究者假设不现实的功能障碍信念,想要达到极端目标的行为,导致了这种"自我过度乐观感",而不论躁狂或者抑郁得分如何。

这个研究的结果表明认知治疗对预防复发的强大效果。但某些患者的治疗效果并不明显。的确,SHPSS 高分(不论轻躁狂或抑郁的评估结果)和疗效甚微之间存在着相互影响。这些患者的 DAS 得分和 SHPSS 得分一致,都伴有"如果我足够努力,我就能战胜一切""一定要努力工作,变得优秀"等。

研究者也提到了一些缺陷,因为"自我过度乐观感"被概念化了,好像带有一种减弱活力的效果,但是它的作用实际上并不完全清楚。另一方面,双相情感障碍是一种伴有情绪波动的循环病理学,每个月都有可能出现,应采取更频繁的措施来确认分数的变化。

拉姆等人于是总结,SHPSS 得分高的患者的认知治疗结果差这一情况不能适用于所有的双相障碍患者。

先不管所有这些好的结果,让我们思考哪些因素会成为这个治疗过程中的障碍?

妨碍治疗成功的障碍

改变疾病的进展是一项艰巨的任务。大部分人不相信自己能够过上抑郁和躁狂发作都缩短的生活。因为这是一生的战斗,很容易迷失方向,在某一天放弃。这里有几个关于人们控制自己症状想法的例子,以及一些破除这些阻碍目标实现的想法的建议。

"我不想采取预防措施。"

如果在采取预防措施的同时还需要有规律地使用时间、控制症状、限制易导致发病的压力,听起来似乎是一种受限太多的生活,我们有可能一点儿都不想去做。我们当然有权做看起来对自己好的事情,去冒险以及承受可能发生的结果。是否接受建议、治疗师的意见、严格地遵医服药都由个人决定。独居的人或者不用对别人负责的人同样也要独自承受不采取预防措施的后果,但是如果他人依靠他们,抑郁或躁狂发作就会影响别人的生活,最好考虑一下这件事情。

采取预防措施不是归结为"全部或无"。这不是关于完全限制或者完全自由。人们可以对自己的习惯做一些调节来改善疾病的发展,或者尝试尽可能地采取预防措施,懂得有时候生活方式不允许。有时候也可能是因为对练习、家人、健康专家建议的改变没有做好准备。这并不意味着第二个月、第二年或者下一次症状再次出现时我们还会没有准备。

无论何时,自我照顾永远是一个好主意。

"这不会对我有帮助的。"

这种想法正是"不去证明就下结论"的最好例子。如果我们认为某个练习不起作用，我们就不会去做。逃避一项活动不会使我们感到更舒服。与其按照这些印象，不如客观点，检验一下练习是否有用。我们也许是正确的，那就再尝试别的方法；要是我们错了，那么它就有帮助。

"我做不到。"

"非黑即白"思维和练习的积极结果延迟出现会导致患者匆忙放弃。进展一开始可能是明确的但是不明显……并伴随长期对自己看法消极，要重新相信自己将会是一项艰巨的工作。必须调整思维过程同时继续使用方法来评估和改正太过消极的想法。随着实践，改变将会是永久的。

因此，当"我做不到"的想法和沮丧的情绪出现时，应该停下来，重新尝试，因为过早放弃有害，而且只会增长消极思想。

"药物对我来说已经很有效果了，所以，我不需要再尝试。"

即使药物治疗进展得很好，仍然有些东西会导致复发。例如，喝酒或者吸毒会诱发症状。缺觉好多天会导致躁狂复发；遭受重大的损失或者巨大的危机会导致抑郁。即使是季节变化也会导致症状的复发。

严重的疾病、车祸或者分娩都会导致复发，即使我们服用了针对双相情感障碍的药物。也许我们无法避免意外和流血，但是我们可以控制导致复发的行为。药物非常重要但是效果没有到100％。如何服用，何时服用，生活方式以及症状复发时的应对方法都是控制疾病发展的要点。

"症状还是出现。"

掌握技能的患者也会遇到症状再次出现的情况。因为双相情感障碍是一种循环病，要记得症状有时候会重新出现。

有一些人的运气很好，因为我们为他们找到了很好的药，他们严格地服药，并且再没出现抑郁或者躁狂。然而遗憾的是，这并不是大部分人的情况。治疗目的是尽可能减少心境障碍发作的次数，消除阶段间的小症状，如果复发出现的话，识别出来并尽快地将其遏制。随着患者对疾病控制方法的学习，可以越来越久地保持健康状态。

"这不值得尝试。我放弃。"

"不值得尝试"的论调意味着患者评估了使自己感觉舒适的双相情感障碍控制方法的尝试，结论是尝试后获得舒适感觉需要的成本……这和"消极最大化，积极最小化"的认知失调性质一样，有时这一观点有可能是对的。如果药物或者心理治疗的效果达不到我们的期待，我们可以考虑做些改变而不是直接放弃。我们可以改变治疗方法、医生或者治疗师直到找到一个和成本及努力相配的。如果这个治疗方法和疾病更匹配，那么它肯定会有用。

"尝试很累。"

抑郁、药物的副作用，来自他人的压力都会使我们放弃治疗。缺少精力、动机消失、精神迟缓以及抑郁带来的绝望也会使我们相信不吃药、不看医生、不进行抵抗疾病症状的练习会更好。被要求的努力有时候的确会使我们遭受精神上和情感上的疲惫。为了逃避这些情感，人们会停止尝试控制疾病。刚开始的几天，他们感到自由了，但不幸的是，症状很快又出现了。

因为努力的疲劳而想休息是一种正常的想法。每个人受够了工作、学业、照顾孩子、辛苦还债或者想要找个好点的伴侣时都会有这种感受。除了控制疾病还要应对这些斗争，都会客观地使人精疲力尽。考虑用积极的东西装饰生活以弥补消极的一面非常重要。那些值得期望的美好事物，带来欢笑的人们，一整天劳累的工作后那些想要快点到家的理由，都会有帮助。如果生活中没有那么多积极的事情，那么是时候增加一些了。

目标计划

为了"提取治疗中最好的部分"，我们介绍了可预期的阻碍治疗进展的可能行为，这些障碍和目标相互冲突。花时间思考什么会阻碍目标的实现并将其记录下来，这非常有用。

每当抑郁、躁狂、轻躁狂或者混合状态出现时，都是一次检验这些新工具、评估它们的精确度、为将来改进它们的机会。

要　点

1. 针对双相情感障碍的 TCC 项目是结构化项目，能够提高用药依从性，降低复发率。双相障碍患者因此学到了十几种 TCC 工具，能够在接来下的时间里根据需要使用。这为他们保证了更好的生活质量，减少了人际冲突，帮助面对各种挑战，使他们重新投入个人、社会、职业活动变得更容易。

2. 最后的疗程(倒数 2 至 4)用于复习和工具治疗期间所学的工具。

3. 交流问题在双相障碍患者身上非常常见，所有可以锻炼他们的社会化的机会都是值得鼓励的。

4. 识别社会伤痕及其结果需要一段时间。关于羞耻感的行为和认知研究非常必要。

---

5. 压力因素的识别是预防复发的主要步骤。

6. 规律的生活方式需要一直强调,此外还要对促进复发的精神兴奋剂摄入予以控制。

7. 认知图式研究可以使患者更好地确定功能障碍信念,并对其重新提出疑问;由此调整图式,使其更加灵活从而没那么苛刻。

8. 研究尽管还不多,但都说明了认知行为治疗对预防复发有好处,特别是多亏了情感和情绪管理研究。

9. 巩固知识可以通过组织一个月一次的促进会来解决问题,回顾如何使用治疗期间学到的工具。

10. 临床和心理的重新评估应在治疗后更新。它可以和患者一起定义 TCC 带来的效果。

结　论
目前的科学前景

双相情感障碍的治疗仍然选择长期的心境调节药物处方,它极大地改善了大部分患者的状况。最近十年,我们看到许多有特效的心境调节剂的商品化以及行为和认知治疗项目的发展,该项目有利于患者状况的改善。

一段时间以来,正念认知治疗(Mindfulness Based Cognitive)同样作为补充用于双相障碍治疗,以便更好地处理情感。

其他领域的治疗方法也在发展,为了给患者带来更多的舒适。

因为心境调节的特性而使用光照疗法的想法还非常新。它的目的是使生物节奏同步。所有的研究都显示了双相障碍患者需要多少睡眠时间和怎样的睡眠质量来调节情绪。

在额外的治疗取向中,涉及生理平衡,一些著作对欧米伽3的摄入给予了重视。法国国家健康和医学研究院的研究人员根据对约1 400位老年人的观察研究发现,血液中被称为二十碳五烯酸(EPA)的欧米伽3脂肪酸含量上升会导致患者的抑郁症状频率下降。因此反过来说,抑郁发病率就较低。还需要弄明白是否因为他们抑郁所以 EPA 含量低,还是因为这种主要的脂肪酸含量低

(由于饮食中欧米伽3含量少)所以忍受抑郁症状。

目的研究无法告诉我们,需要用其他的方法继续。

这种不均衡的功能假设是欧米伽3进入细胞膜,并且和"神经元"特别地相适应。我们拥有的越多,大脑交流越容易;EPA 因此改善了神经元间的传递。

实际上,一大堆著作都在尝试找到调节双相障碍患者生物节奏的方法,涉及睡眠、感光性、饮食规律、饮食质量构成,作为心境调节治疗的补充。

在另外一个领域,关于分子的基础科学研究尝试弄清楚促发双相障碍的各种生物机制。

我们在本书第二章中看到,不同化学分子在神经信号传送中的各种变化都会涉及这种生物易感性。但是正如我们在本书中重复了无数次,双相情感障碍位于某些基因表达和其他因素相互影响的十字路口(如今研究者所认可的压力—易感性模型)。

遗传易感性只会在其他因素的作用下表现出来。

因此,从今以后不再是关于先天和后天的哲学争论,而是要证实我们对行为中的环境因素的作用了解得越多,我们认识基因的地位的可能性也越大,由此找到个人痛苦的根源。

分子遗传学的进步使我们懂得:

■ 行为中的基因只能表明易感性或者会促进或者减少这种行为,而不是决定论——观点变成概率性的而不是预测性的;

■ 这些基因在不同人身上对于行为的影响不同;

■ 这些基因紧紧地围绕环境因素组织起来。

例如,面对紧张情形焦虑增加和 5 - HTT 基因的其中一种形式有关,是它对血清素的传递编码(神经递质)。

　　这种研究方法因此是有希望的,一方面可以识别出部分易感性,另一方面可以在较为脆弱的患者身上发展能够使他们更好地面对压力环境的心理工具。

　　在疾病的急性发作期,TMS(经颅磁刺激)作为以前麻醉电刺激或电休克疗法的替代品被投入尝试,但是还是需要研究来认识真正的迹象、效果以及局限。

　　我们希望通过这本书,可以使健康专家、家庭或者其他人关注情绪障碍的心理和临床表现,关注那些忍受着如此多紊乱的患者及其周围的人。

附　录

附录1　（配套第一章）

《精神障碍诊断与统计手册》(DSM IV－TR)的诊断标准

重性抑郁发作

A. 在同一个2周时期内,出现5项(或更多)以下症状,代表着以往功能出现了明显改变;至少其中1项是1.抑郁心境或2.丧失兴趣或愉悦感。

1. 几乎每天大部分时间都存在抑郁心境,几乎是每天,既可以是主观的报告(例如,感到悲伤或空虚),也可以是他人的观察(例如,表现为流泪)。

注:儿童和青少年可能表现为心境易激惹。

2. 每天或几乎每天的大部分时间内,对所有或几乎所有的活动兴趣或愉悦感都明显减少(既可以是主观陈述,也可以是观察所见)。

3. 在未节食的情况下体重明显减轻,或体重增加(例如,一个月内体重变化超过原体重的5%),或几乎每天食欲都减退或增加。

注：儿童则可表现为未能达到应增体重。

4. 几乎每天都失眠或睡眠过多。

5. 几乎每天都精神运动性激越或迟滞（由他人观察到，而不仅仅是主观体验到的坐立不安或变得迟钝）。

6. 几乎每天都疲劳或者精力不足。

7. 几乎每天都感到自己毫无价值，或过分的、不适当的自责（可以达到妄想程度），而且不仅仅是因为患病而自责或内疚。

8. 几乎每天都存在思考能力减退或注意力不能集中，或犹豫不决（既可以是主观的陈述，也可以是他人的观察）。

9. 反复出现死亡的想法（而不仅仅是恐惧死亡），反复出现没有具体计划的自杀观念，或有某种自杀企图，或有某种实施自杀的具体计划。

B. 症状不符合混合发作的诊断标准。

C. 症状引起临床意义的痛苦，或导致社交、职业或其他重要功能的损害。

D. 症状不能归因于某种物质的生理效应（例如，物质滥用、药品），或是由其他躯体疾病所致（例如，甲状腺功能减退）。

E. 症状不能用丧痛来解释，即患者所爱之人去世；症状持续2个多月，伴有明显的功能损害、病态的自我贬损、自杀观念、精神病性症状或者精神运动性迟滞。

躁狂发作

A. 在持续至少1周的一段时间内，在几乎每天的大部分时间里（或如有必要住院治疗，则可也是任何时长），有明显异常且持续的心境高涨。

B. 在心境紊乱时期内，存在3项（或更多）以下症状（如果心

境仅仅是易激惹,则为 4 项),并达到显著程度:

1. 自尊心膨胀或夸大;

2. 睡眠需求减少(例如,仅 3 小时睡眠就精神饱满);

3. 比平时更健谈或有持续讲话的压力感;

4. 意念飘忽或主观感受到思维奔逸;

5. 自我报告或被观察到随境转移(例如,注意力特别容易被不重要或无关的外界刺激所吸引);

6. 目标导向的活动增多(社交或职业或学业或性活动)或精神运动性激越;

7. 过度参与很可能产生痛苦后果的高风险活动(例如,无节制的购物、轻率的性行为或愚蠢的商业投资)。

C. 症状不符合混合发作的诊断标准。

D. 这种心境紊乱严重到足以导致显著的社会或职业功能的损害,或必须住院以防伤害自己或他人,或存在精神病性特征。

E. 症状不能归因于某种物质的生理效应(例如,滥用的物质、药品),或是由其他躯体疾病所致(例如,甲状腺功能减退)。

注:由抗抑郁治疗(例如,药物、电休克疗法、光疗法)引起的一次完整的躁狂发作,不应被诊断为双项Ⅰ型障碍。

混合发作

A. 在持续至少 1 周的一段时间内,在几乎每天的大部分时间里符合躁狂发作或重性抑郁发作症状(发作持续时间标准除外)。

B. 这种心境紊乱严重到足以导致显著的社会或职业功能的损害,或必须住院以防伤害自己或他人,或存在精神病性特征。

C. 症状不能归因于某种物质的生理效应(例如,物质滥用、药品),或是由其他躯体疾病所致(例如,甲状腺功能减退)。

注：由抗抑郁治疗（例如，药物、电休克疗法、光疗法）引起的一次完整的混合发作，不应被诊断为双项 I 型障碍。

分裂情感性障碍

A. 在一个不间断的疾病周期中，有主要心境发作（重性抑郁或躁狂），同时存在符合精神分裂症诊断标准 A 的症状。

B. 在此疾病的全程中，在缺少主要心境发作（抑郁或躁狂）的情况下，存在持续 2 周或更长时间的妄想或幻觉。

C. 在此疾病的活动期和残留期的整个病程的大部分时间内，存在符合主要心境发作诊断标准的症状。

D. 这种障碍不能归因于某种物质的生理效应（例如，滥用的物质、药品）或其他躯体疾病。

标注：

0 双相型：如果临床表现的一部分是躁狂发作或混合发作，则适用此亚型，重性抑郁发作也可出现。

1 抑郁型：如果临床表现的一部分仅仅是典型抑郁发作，则适用此亚型。

附录 2　（配套第五章）[1]

简述双相情感障碍

根据《精神障碍统计和诊断手册（第四版）》（DSM - IV），将其

---

[1]　附录 2 的灵感来自以下作品：巴斯克·莫妮卡·R.（Basco Monica R.，2006）《双相情感工作簿（控制情绪涨落的工具）》（*The bipolar workbook*［*tools for controlling your mood swings*］），纽约，吉尔福德出版社。

分类到情绪障碍。

诊断必须符合所有标准：例如,语速过快、活动过度和欣快情绪分别是躁狂的症状,但是只有它们同时达到临床标准时,得出的诊断才是有意义的。这是为了避免夸大偶尔出现的行为表现或者把简单的个性反应看作是轻躁狂行为。

然而,如果症状带有双相情感障碍特征：

■　同时发生,

■　看起来无法解释,

■　明显地改变了平常的习惯,

■　从几天持续到几周,

■　开始变得令人不舒服,

　　就需要谨慎会诊。

为了得出诊断,关于情绪改变的信息,想法,家庭和工作行为,疾病和可能的物质摄取例如酒、药物或者毒品都是必须了解的,还需对遭受类似症状的家庭成员详细了解。

什么是躁狂?

下面这个根据 DSM - IV 制订的图表所给出的回答总结了患者躁狂发作的历史和现状。

	过　去	现　在
1. 情绪反常地上涨或易怒,持续一周或需要住院		
2. 自信大大提高或者高大的想法		
3. 睡眠需求急剧下降		

（续表）

	过　去	现　在
4. 交流欲比平时强或者想要一直讲话		
5. 一连串的想法或者主观感觉思想鱼贯而行		
6. 随境转移		
7. 有目的的活动增加（社会的、职业的、学业的或者性的）		
8. 过度参加娱乐活动但存在潜在的危害		
这些症状同时出现的分数大于等于5,其中第一和第二名损害功能或者需要住院,不是因为疾病或者饮酒或者其他物质		

什么是重性抑郁为主？

双相情感障碍患者遭受着重性抑郁发作,而非人们一般认识的、一生中总会经历的轻微抑郁。

专家讨论决定从来没有过躁狂发作或轻躁狂发作的患者是双相抑郁还是单相抑郁。

按 DSM - IV 的诊断标准,总结重性抑郁症状如下：

	过　去	现　在
1. 抑郁情绪实际上整天都有,几乎每天都有		
2. 几乎每天从早到晚都对差不多所有的活动明显地少了兴致		

275

（续表）

	过 去	现 在
3. 体重明显减少或者增加,缺少饮食规律或者几乎每天食欲都会提高或降低		
4. 几乎每天都失眠或瞌睡		
5. 几乎每天都烦躁不安或精神活动减弱		
6. 几乎每天都疲劳或者缺少精力		
7. 几乎每天都感到没信心或者过度或不适当地自责		
8. 几乎每天的思考或者注意力降低,犹豫不决		
9. 经常想到死亡,经常出现没有明确计划的自杀念头或者自杀倾向,或有明确计划的自杀		
这些症状同时出现的分数大于等于5,其中第一和第二名损害功能或者需要住院,不是因为疾病或者饮酒或者其他物质,不是丧事的结果		

附录3 （配套第六章）

放松练习举例：逐渐放松

逐渐放松是抗焦虑和抗压力的放松技能。这个雅各布森放松法的衍生方法以肌肉的收缩-放松为基础;情感状态和肌肉紧张之间的确存在关系。

它涉及收缩各种肌肉群,然后注意其放松。收缩阶段的持续时间为 10 至 30 秒;放松阶段的持续时间要长得多。

最好能够每天练习 10 分钟以便熟能生巧,这样在面对焦虑和恐慌的情形时可以快速达到放松状态。

自然地将背挺直,双手平放在大腿上,双脚微微张开……闭上双眼。

轻轻地呼吸……我们从上半身开始,然后再从下半身回到脸部。

1. 首先将注意力集中在右手上……握紧右手,拇指朝外,前臂不要离开大腿。您感受到拳头和前臂处的压力……几秒钟后,完全放松,将右手重新平放在大腿上……

这会使您很好地感受紧张状态和肌肉放松状态的区别……

2. 现在我们要收缩右边的肱二头肌,请将前臂用力弯向胳膊……保持该紧张状态若干秒,之后,放下手臂并放松……重新比较紧张状态和放松状态的区别……

3. 现在,我们要收缩肱三头肌,请往前用力伸展手臂,同时将手背放于膝盖上……感受手臂和手肘上的压力……然后将手放在大腿上,放松……

现在请您换到左臂再进行一次该练习。

4. 左手……握紧拳头……松开。

5. 左前臂用力弯向胳膊来收缩肱二头肌……放松。

6. 左臂用力,手背放在膝盖上……收缩肱三头肌……感受手臂和手肘上的压力……放松。

回到最初的放松状态,双手平放在大腿上……

注意呼吸;呼吸平静绵长……这是您正常休息时的呼吸。当我们开始放松练习时,可以先练到这个阶段。我们在这个

277

时候进行"恢复"：几秒钟内，注意您的放松状态……您可以想象一个您特别喜欢的地方的画面……然后注意您的节奏，您开始摆动双手双脚……您伸展四肢，慢慢地恢复和外界的接触。

放松完上半身后，我们继续进行下半身和身体其余部位的练习。

请将注意力集中到您的双脚，脚掌着地。

7. 首先，脚跟着地，抬高脚尖……这时您会感受到腿肚上、脚踝处、小腿上以及脚掌处的压力……放松并像之前那样关注比较，收缩和放松的感觉之间的区别。

8. 现在，请将双脚朝地面用力，就好像您要将双脚插入地下……这时候膝盖上和腿肚上都会产生收缩……几秒钟后放松。

9. 然后用力并拢膝盖……注意大腿上的压力……然后完全放松。

10. 最后，请收缩臀部……然后放松。

在这个阶段，放松身体前，注意您的呼吸和呼吸时胸部起伏。这是您平常的呼吸……它是安静绵长而有规律的。

11. 现在把肚子收到最紧，维持该状态几秒钟，注意压力……放松。

12. 注意您的背部。双肩往后，把背挺起来并往后弯……这时您会感到背部肌肉处特别紧张……慢慢放松，感受随之而来的松弛感觉。

13. 然后抬高您的双肩……用力向上……就好像您要将头缩进身体里……重新放下肩膀完全放松，就像在叹气一样。

14. 重新抬高您的双肩，然后在空气中画小圈……把它们放下来。

现在我们将进行脸部的放松。

15. 为了放松您的额头，首先您要用力把眉毛抬起来，就像您在非常惊讶时候的样子……为了更好地感受额头、额角和眼皮处的紧张感……然后放松……

16. 现在皱眉……然后再放松……

17. 收紧下巴……放松。

18. 嘴唇向前努，就好像您在噘嘴时的样子……然后放松。

19. 舌头抵住您的上排牙齿……然后放松。

20. 头朝后仰……您感受到来自脖子和颈背处的紧张感……放松。

21. 现在低头，让下巴碰到您的胸……在那儿，请注意脖子后面肌肉处的紧张感……然后，放松。

认识到您的放松状态……然后注意您的呼吸和胸部的起伏。您平静规律地呼吸；这是您平常的呼吸，平静绵长……

您现在可以想象一个您特别喜欢的地方的画面……您会很喜欢去那里休息……

然后根据您的节奏，进行这个恢复练习，从摆动双手开始，然后是胳膊，双脚……您伸展四肢，慢慢地恢复和外界的接触。

参考文献

AKISDKAL H.S., « Mood disorders : clinical features », in SADOCK B.J., SADOCK V.A. (éd.), *Comprehensive Textbook of psychiatry*, VII, Baltimore, Md, Williams & Wilkins, 2000, 1138-1377.

AKISKAL H.S., « Validating "hard" and "soft" phenotypes within the bipolar spectrum : continuity or discontinuity ? », *J. Affect. Disord.* 2003, 73, 1-5.

AKISKAL H.S., BOURGEOIS M.L., ANGST J., POST R., MOLLER H.J., HIRSCH-FELD R., « Re-evaluating the prevalence of and diagnostic composition within the broad clinical spectrum of bipolar disorders », *J. Affect. Disord.*, 2000, 59 (Suppl 1), S5-S30.

AKISKAL H.S., CHEN S.E., DAVIS G.C., PUZANTIAN V.R., KASHGARIAN M., BOLINGER J.M., « Borderline : An adjective in search of a noun », *J. Clin. Psychiatry*, 1985, 46, 41-48.

AKISKAL H.S., DJENDEREDJIAN A.M., ROSENTHAL R.H., KHANI M.K., « Cyclothymic disorder : validating criteria for inclusion in the bipolar affective group », *Am. J. Psychiatry* 1977, 134, 1227-1233.

AKISKAL H.S., PINTO O. « The evolving bipolar spectrum : Prototypes I, II, III and IV », PCNA, 1999, 22, 517-534.

AKISKAL H.S, PLACIDI G.F. & MAREM-MANI I., « TEMPS-I: delineating the most discriminant traits of the cyclothymic, depressive, hyperthymic and irritable temperaments in a nonparitent population », *Journal of Affective Disorder,* 1998; *51*, 7-19.

AKISKAL H.S., PUZANTIAN V.R., « Psychotic forms of depression and mania », *Psychiatr Clin. North Am.*, 1979; 2, 419-439.

ALTSHULER L.L., POST R.M., LEVERICH G.S., MIKALAUSKAS K., ROSOFF A., ACKERMAN L. « Antidepressant-induced mania and cycle acceleration : a controversy revisited », *Am. J. Psychiatry*, 1995, 152, 1130-1138.

AMERICAN PSYCHIATRIC ASSOCIATION, *Diagnostic Criteria from DSM-IV-TR.*, Washington, DC : American Psychiatric Association (2000).

ANGST J., *Zur Ätiologie und Nosologie endogener depressiver Psychosen. Eine genetische, soziologische und klinische Studie*, Berlin, Springer, 1966.

ANGST J., « L'hypomanie : À propos d'une cohorte de jeunes », *L'Encéphale*, 1992, XVIII, 23-29.

ANGST J., « The emerging epidemiology of hypomania and bipolar II disorder », *J. Affect. Disord.*, 1998; 50, 143-151.

ANGST J., GAMMA A., BENAZZI F., « Toward a re-definition of subthreshold bipolarity : epidemiology and proposed criteria for bipolar II, minor bipolar disorders and hypomania », *J. Affect Disord.*, 73, 2003; 133-146.

ANGST J., MARNEROS A., « Bipolarity from ancient to modern times : conception, birth and rebirth », *J. Affect. Disord.*, 2001 ; 67, 3-19.

ANGST J., SELLARO, « Historical perspectives and natural history of bipolar disorder », *Biol. Psychiatry*, 2000 ; 48, 445-457.

AUBIN H.J. *Nicotine et troubles neuropsychiatriques*, Paris, Masson, 1997.

AZORIN J.-M., Options thérapeutiques dans les états maniaques. *L'Encéphale*, 29 : 1-2, cahier 2, 2003 ; S10-13.

BAILLARGER J. « De la folie à double forme », *Ann. Med. Psychol.*, 1854, 6, 369-384.

BASCO M.R., *The Bipolar Workbook (Tools for Controlling your Mood Swings)*, New York, The Guilford Press, 2006.

BASCO M.R., RUSH A.J., *Cognitive-Behavioral Therapy for Bipolar Disorder*, New York, The Guilford Press, 1996, 1ʳᵉ éd. 2ᵉ éd., 2005.

BAUER M.S., MCBRIDE L., *Thérapie de groupe pour le trouble bipolaire : une approche structurée, le programme d'objectifs personnels*, Éditions Médecine & Hygiène, 2002.

BAUER M, MCBRIDE L, CHASE C, SACHS G, SHEA N. « Manual-based group psychotherapy for bipolar disorder : a feasability study », *J. Clin. Psychiatry*, 1998, 59, 448-455.

BECK A.T., *Cognitive Therapy and the Emotional Disorders*, Londres, Penguin Books, 1991.

BECK A.T., BEAMESBERFER A. « Assessment of depression : the depression inventory », *Mod. Profl. in Pharmacopsychiatry*, 1974; 7, 151-159.

BECK A.T., HOLLON S.D. « Treatment of depression with cognitive therapy and Amitriptyline », *Archive of General Psychiatry*, 1985; 42, 142-148.

BECK A.T., FREEMAN A., DAVIS D. *Cognitive therapy of personnality disorders*, New York, Guilford Press, 2004.

BECK AT, RUSH AJ, SHAW BF et al. *Cognitive therapy of depression*. New-York, Guilford Press, 1979.

BECK A.T., WRIGHT F;D., NEWMAN C.F., LIESE B.S. *Cognitive therapy of substance abuse*. New York, Guilford Press,1993.

BECK J.S., *Cognitive therapy: Basics and beyond*. New York:Guilford, 1995.

BELLIVIER F., « Facteurs de vulnérabilité génétique des troubles bipolaires », *Annales médico-psychologiques*, vol 167, n° 10, 2009; 796-802, Elsevier.

BENAZZI F., « Mixed depression : a clinical marker of bipolar-II disorder », *Progr Neuro-Psychopharmacol Biol Psychiatry*, 2005, 29, 267-274.

BENSON R., « The forgotten treatment modality in bipolar illness; psychotherapy », *Desease of Nervous System*, 1975; 36,634-638.

BERK M., BERK L., CASTLE D. « A collaborative approach to the treatment alliance in bipolar disorder », *Bipolar Disorder*, 2004; 6, 504-518.

BESNIER N., « Trouble bipolaire et trouble déficit d'attention avec hyperactivité », *Annales médico-psychologiques*, vol 167, n° 10, 2009 ; 810-813, Elsevier.

BIZZINI L., FAVRE C. « La Thérapie cognitive des troubles dépressifs chez la personne âgée : stratégies adaptatives et modèles d'intervention », *Journal de Thérapie comportementale et cognitive*, 1997 ; 7/4, 153-162.

BLAIRY S, LINOTTE S, SOUERY D et al. « Social adjustment and self-esteem of

bipolar patients: a multicentric study »,
J Affect Disord 2004 ; 79: 97-103.

BLATT S.J. « The destructiveness of perfectionism : Implication for the treatment of depression », American Psychologist, 1995; 50,1003-1020.

BOURGEOIS M.-L., « Le spectre des troubles bipolaires : clinique et limites actuelles », *Neuronale*, n° 14, 2004.

BOURGEOIS M.-L, « Aspects nosologiques des troubles bipolaires maniaco-dépressifs. Considérations critiques », *Annales médico-psychologiques*, vol 167, n° 10, 2009 ; 803-809, Elsevier.

BOURGEOIS M.-L., *Manie et dépression. Comprendre et soigner les troubles bipolaires*, Paris, Odile Jacob, 2007.

BOURGEOIS M.-L., VERDOUX H., *Les Troubles bipolaires de l'humeur*, Paris, Masson, 1995.

BRISSOS S., DIAS V.V., CARITA A.I., & MARTINEZ-ARAN, A.,« Quality of life in bipolar type-I disorder and schizophrenia in remission: clinical and neurocognitive correlates », *Psychiatry Research*, 2008; 160, 55–62.

COCHRAN S., « Preventing medical noncompliance in the outpatient traitement of bipolar affective disorder », *J. Consult. Clin. Psychol.*, 1984, 52, 873-978.

COCHRAN S. « Preventing medical noncompliance in the outpatient treatment of bipolar affective disorders », *J. Consult. Clin. Psychol.*, 1984, 52, 873-878.

COLOM F., VIETA E. *Manuel de psychoéducation pour les troubles bipolaires*, trad. de C. Daban, Marseille, Solal, 2008.

COLOM F., VIETA E., MARTINEZ-ARAN A., REINARES M., GOIKOLEA J.M., BENABARRE A. *et al.*, « A randomized trial on the efficacy of group psychoeducation in the prophylaxis of recurrences in bipolar patients whose disease is in Remission », *Arch. Gen. Psychiatry*, 2003, 60, 402-407:

COLOM F., VIETA E., REINARES M., MARTINEZ-ARAN A., TORRENT C.,

GOIKOLEA J.M. *et al.*, « Psychoeducation efficacy in bipolar disorders : Beyond compliance enhancement », *J. Clin. Psychiatry*, 2003, 64, 1101-1105.

COLOM F., VIETA E. « A perspective on the use of psychoeducation, cognitive-behavioral therapy and interpersonal therapy for bipolar patients », *Bipolar Disord.*, 2004, 6, 480-486.

COLOM F., VIETA E. (2004) « Improving the outcome of bipolar disorder through non-pharmacological strategies : the role of psychoeducation », *Revista Brasileira de Psiquiatria*, vol. 26 suppl. 3, São Paulo.

CONUS P.H., MC GORRY P.D. « Intervention précoce dans les troubles bipolaires : Un développement justifié », in *PSN (Psychiatrie, Sciences humaines, Neurosciences)*, vol. III, suppl. 1, 2005.

CORRIGAN P.W. « The impact of stigma on severe mental illness. Cognitive and behavioural practice », 1998; 5,201-222.

CRAIGHEAD W.E., MIKLOWITZ D.J. « Psychosocial Interventions for Bipolar Disorder », *J. Clin. Psychiatry*, 2000, 61 (suppl. 13), 58-64.

DARDENNES R., THUILE J., EVEN C., FRIEDMAN S., GUELFI J.-D. « Coût du trouble bipolaire : revue de la littérature », *L'Encéphale*, 2006, 32, 18-25, cahier 1.

DEMILY C., FRANCK N., « Place du trouble schizo-affectif dans la nosologie actuelle », *Annales médico-psychologiques*, vol 167, n°4, 2009; 256-263, Elsevier.

DEMILY A., JACQUETH P., MARIE-CARDINE M., « L'évaluation cognitive peut-elle différencier schizophrénie et troubles bipolaires ? », *L'encéphale*, 2009,35 ; 139-145.

DIAS V.V., BRISSOS S. & CARITA A.I., « Clinical and neurocognitive correlates of insight in patients with bipolar I disorder in remission », *Acta Psychiatrica Scandinavica, 117*, 2008; 28–34.

DOCTEUR A., MIRABEL SARRON C., URDAPILELETA I., GUELFI J.-D.,

282

ROUILLON F., « Traitement de l'information à contenu émotionnel et représentation de soi chez des patients bipolaires de type I après traitement combiné médicamenteux et comportemental-cognitif », *Annales médico psychologiques*, vol 167, n° 10, 2009 ; 779-86, Elsevier.

DOCTEUR A., MIRABEL-SARRON C., URDAPILLETA I., SIOBUD-DOROCANT E., GUELFI J.-D., ROUILLON F. « Évaluation clinique et cognitive d'une thérapie comportementale et cognitive de groupe chez des patients bipolaires I », *JTCC*, juillet 2007, vol. 17, n° 2, p. 79-83.

DUBUIS V, LECH-KOWALSKI, « Approche psychoéducative des troubles bipolaires. De l'intérêt d'un programme de soins spécialisé », *Santé mentale*, 2004, 92, 36-43.

DUCHESNE N., *Des hauts et des bas. Bien vivre sa cyclothymie*, Paris, Odile Jacob, 2006.

DUNNER D.L., « Clinical consequences of under-recognized bipolar spectrum disorder », *Bipolar Disorders*, 2003, 5, 456-463.

DUNNER D.L., GERSHON E.S., GOODWIN F.K. « Heritable factors in the severity of affective illness », *Biol. Psychiatry*, 1976, 11, 31-42.

DUSSERA I., ROMO L., LE BOYER M., « Elaboration et évaluation d'un programme de gestion du stress pour patients souffrants de troubles bipolaires », *Journal de thérapie comportementale et cognitive*, 2009,19, 56-60.

EHLERS C.L., FRANK E., KUPFER D.J., « Social zeitgebers and biological rhythm: a unified approach to understanding the etiology of depression ». *Arch Gen Psychiatry*, 1988; *45:948-952.*

ELLIS T.E., RATLIFF K.G, « Cognitive characteristics of suicidal and nonsuicidal psychiatric inpatients. Cognitive Therapy and Research » 1986 ; 10,625-634.

ENDICOTT J., SPITZER R.L., FLEISS J., COHEN J. « The Global Assesment Scale : a procedure for measuring overall severity of psychiatric disturbance », *Arch. Gen. Psychiatry*, 1976, 33, 766-771.

EVANS J.,WILLIAMS J., O'LOUGHLIN S., HOWELLS K., « Autobiographical memory and problem-solving strategies of parasuicide patients. Psychological Medecine », 1992; 22,399-405.

FALRET J.-P., « De la folie circulaire ou forme de maladie mentale caractérisée par l'alternance régulière de la manie et de la mélancolie », *Bull. Acad. Med.*, 1854, 19, 382-415.

FAVA G. A, BARTOLUCCI G., RAFANELLI C. ET COLL., « Cognitive-Behavioral Management of patients with bipolar disorder who relapsed while on lithium prophylaxis », *J. Clin. Psychiatry*, 62, 7, juillet 2001.

FIRST M.B., SPITZER R.L., GIBBON M., WILLIAMS J.B.W. *Structured Clinical Interview for DSM-IV-TR Axis I Disorders, Research Version*, Patient Edition. (SCID-I/P), New York, Biometrics Research, New York State Psychiatric Institute, nov. 2002.

FREEMAN M.P., FREEMAN S.A., McELROY S.L. (2002), The comorbidity of bipolar and anxiety disorders : prevalence, psychobiology, and treatment issues. *J. Affect. Disord.*, 68(1): 1-23.

GAY CH., *Vivre avec un maniaco-dépressif*, Paris, Hachette Littératures,2008.

GAY CH., GENERMONT J., *Vivre avec des hauts et des bas*, Paris, Hachette Littératures,2008.

GAY CH., OLIE J.-P., « Prise en charge des troubles bipolaires », *La Revue du praticien*, 55, 2005, p. 513-522.

GELLER B., COOPER T.B., SUN K., ZIMERMAN B., FRAZIER J., WILLIAMS M. *et al*., « Double-blind and placebo-controlled study of lithium for adolescent bipolar disorders with secondary substance dependency », *J. Am. Acad. Child. Adolesc. Psychiatry*, 1998, 37, 171-178.

GERAUD M., « Emil Kraepelin et la bipolarité : invention ou dépassement ? », *L'Encéphale* 2001, suppl. III, 7-14.

GHAEMI S.N., MILLER C.J., BERV D.A., KLUGMAN J., ROSENQUIST K.J., PIES R.W., « Sensitivity and specificity of a new bipolar spectrum diagnostic scale », *J. Affect. Disord.* 2005, 84, 273-277.

GHAEMI S.N., SACHS G.S., CHIOU A.M., PANDURANGI A.K., GOODWIN F.K., « Is bipolar disorder still underdiagnosed ? Are antidepressants overutilized ? », *J. Affect. Disord.*, 52, 1999, 135-144.

GHAEMI S.N., STOLL A.L., POPE H.G., « Lack of insight in bipolar disorder : the acute manic episode », *J. Nerv. Ment. Disord.*, 1995, 183, 464-467.

GINDRE C., HUSKY C., BREBANT C., GAY C., CUCHE H., SWANSEN J., « Changements de vie quotidienne associés à la psychoéducation dans le trouble bipolaire », *Annales médico-psychologiques*, vol 167, n° 4, 2009 ; 280-284, Elsevier.

GIRAULT-SALOMON N., MIRABEL-SARRON C., « Prise en charge comportementale et cognitive des troubles bipolaires », *Journal de Thérapies comportementales et cognitives*, 1998, vol. 8, n° 2, p. 59-64. GOLDBERG J.F., ERNST C.L., « Features associated with the delayed initiation of mood stabilizers at illness onset in bipolar disorder », *J. Clin. Psychiatry*, 2002, nov. 63 (11), 985-991.

GOODWIN F., JAMISON K., *Manic-Depressive Illness*, New York, Oxford University Press, 1990.

GOODWIN R.D., HOVEN C.W., « Bipolar-panic comorbidity in the general population : prevalence and associated morbidity », *J. Affect Disorder*, 2002, 70, 2002, 27-33.

GORWOOD P., « Masques trompeurs et diagnostics différentiels du trouble bipolaire », *L'Encéphale*, 2004, XXX, 182-193.

HAMILTON M. « The assessment of anxiety states by rating », *British Journal of Psychology*, 1959; 32, 50-55.

HAMILTON M. « A rating scale of depression », *J. Neurol. Neurosurgery Psychiatry*, 1960; 23, 56-61.

HANTOUCHE E., *Les Troubles bipolaires et les TOC*, Paris, Odile Jacob, 2006.

HANTOUCHE E.G., AKISKAL H.S.,DEMONFAUCON C.,BARROT L., KOCHMAN F., MILLET B., et al. *Annales Médico Psychologique*, 2002 ; 160,34-41.

HANTOUCHE E.G., AKISKAL H.S. « Dossier : Le patient bipolaire. Chapitre II : Connaître le spectre bipolaire dans sa globalité », *Ann. Med. Psychol.*, 2004, 162, 155-215.

HANTOUCHE E.G., AKISKAL H.S., LANCRENON S., ALLILAIRE J.F., SECHTER D., AZORIN J.M. et al. « Systematic clinical methodology for validating bipolar-II disorder : data in mid-stream from a French national multi-site study (EPIDEP) », *J. Affect. Disord.*, 1998, 50, 163-173.

HANTOUCHE E.-G., AZORIN J.-M., LANCRENON S., GARAY R.-P., ANGST J., « Prévalence de l'hypomanie dans les dépressions majeures récurrentes ou résistantes : enquêtes Bipolact », *Annales médico-psychologiques*, vol. 167, n° 1, 2008 ; 30-37, Elsevier.

HARDOY M.C., CADEDDU M., MURRU A., DELL'OSSO B., CARPINIELLO B., MOROSINI P.L. et al. « Validation of the Italian version of the "Mood Disorder Questionnaire" for the screening of bipolar disorders », *Clinical Practice and Epidemiology in Mental Health*, 2005, 1, 8.

HARDY-BAYLÉ M.C., « Facteurs psychologiques et évènements de vie chez les patients bipolaires », *L'Encéphale*, 1997, suppl. I, 20-26.

HARRIS E.C., BARRACLOUGH B., « Suicide as an outcome for mental disorders. A meta-analysis », *Br. J. Psychiatry*, 1997, 170, 205-228.

HENRY CH., MITROPOULOU V., NEW AS., KOENIGSBERG HW., SILVERMAN J., SIEVER LJ., « Affective instability and impulsivity in borderline personality and bipolar II disorders: similarities and differences », *J psychiatry Res* 2001 Nov; 35 (6): 307-12.

HENRY CH.,SWENDSEN J., VAN DEN BULKE D., SORBARA F., LEBOYER M., « Emotional hyper-reactivity as a fundamental mood characteristic of mania and mixed states », *Eur. Psychiatry*, 18, 2003, 124-128.

HENRY CH., VAN DEN BULKE D., BELLIVIER F;, ETAIN B., ROUILLON F., LEBOYER M., « Anxiety disorders in 318 bipolar patients: prevalence and impact on illness severity and response to mood stabilizer » *J Clin Psychiatry* 2003;64 (3):331-5.

HIRSCHFELD R.M., LEWIS L., VORNIK L.A. « Perceptions and impact of bipolar disorder : how far have we really come ? Results of the National Depressive and Manic-Depressive Association 2000 survey of individuals with bipolar disorder », *J. Clin. Psychiatry*, 2003, 64, 161-174.

HIRSCHFELD R.M., WILLIAMS J.B., SPITZER R.L., CALABRESE J.R., FLYNN L., KECK J.R. « Development and validation of a screening instrument for bipolar spectrum disorder : the Mood Disorder Questionnaire », *Am. J. Psychiatry*, 2000, 157, 1873-1875.

HURD, « Treatment of periodic insanity », *Am. J. Insanity*, 1884.

HUYNH Ch., *Trouble bipolaire et trouble de la personnalité limite à l'adolescence : états actuels de la littérature scientifique et étude exploratoire.* Editions universitaires européennes, 2010.1

HUYNH C., GUILE J.-M., BRETON J.-J., DESROSIERS L., COHEN D.,« Le modèle du tempérament et du caractère de Cloninger appliqué dans le trouble bipolaire », *Annales médico-psychologiques*, vol 168, n° 5, 2010 ; 325-332, Elsevier.

ISOMETSÄ E., SUOMINEN K., MANTERE O., VALTONEN H., LEPPÄMÄKI S., PIPPINGSKÖLD M. « The Mood Disorder Questionnaire improves recognition of bipolar disorder in psychiatric care », *BMC Psychiatry*, 2003, 3-8.

JAMISON K.R., *Touched with Fire. Manic-Depressive Illness and the Artistic Temperament*, New York, Free Press Paperback, 1994.

JAMISON K.R., *Night Falls Fast : Understanding Suicide*, New York, Knopf, 1999.

JONES S. « Psychotherapy of bipolar disorder : a review », J. *Affect. Disord.*, 2004, 1001-1114.

JUDD D.D., AKISKAL H.S., « The prevalence and disability of bipolar spectrum disorder in the US population : reanalysis of the ECA database taking into account subthreshold cases », *J. Affect. Disord.*, 2003, 73, 123-131.

JUDD L.L., AKISKAL H.S., SCHETTLER P.J., « A prospective investigation of the natural history of the long-term weekly symptomatic status of bipolar II disorder », *Arch. Gen. Psychiatry*, 2003, 60, 261-269.

KAHLBAUM, « Ueber cyklisches Irresein », *Der Irrenfreund*, 1882, (24), 145-57.

KECK P. E, MC ELROY S.L., STRAKOWSKI S. M ET COLL., « 12 Month outcome of patients with bipolar disorder following hospitalization for manic or mixed episode », *Am. J. Psychiatry*, (1998) 155, 646-652.

KELLER M., MCCULLOUGH J. « A comparison of Nefazodone, the cognitive behavioural-analysis system of psychotherapy, and their combination for the treatment of chronic depression », *New England Journal of Medecine*, 2000, vol. 342, p. 1462-1470.

KLERMAN G.L., « The spectrum of mania », *Compr. Psychiatry*, 1981, 22, 11-20.

KOHL M., FOULON C., GUELFI J.D., « Hyperactivity and anorexia nervosa : behavioural and biological perspective », *L'Encéphale*, 2004, 30 (5), 492-499.

KRAEPELIN E., *Ein Lehrbuch für Studierende und Ärzte. 8 Aufl.*, Leipzig, Barth, 1913.

KRAEPELIN E., « Die Erscheinungsformen des Irreseins », *Z. Neur.*, 1920, 62, 1-29.

LAGRUE G., AUBIN H.G., DUPONT P., *Comment arrêter de fumer ?*, Paris, Odile Jacob, 2006.

LAGRUE G., *Arrêter de fumer*, Paris, Odile Jacob, 2006.

LAM D., BRIGHT J., JONES S., HAYWARD P., SCHUCK N., CHISHOLM D. ET SHAM P., « Cognitive therapy for bipolar illness : A pilot study relapse prevention », *Cognitive Therapy and Research*, 2000, 24, 503-520.

LAM D., HAYWARD P., WATKINS E., WRIGHT K. ET SHAM P., « Relapse prevention in patients with bipolar disorder : Cognitive therapy outcome after 2 years », *American Journal of Psychiatry*, 2005, 162, 324-329.

LAM D., JONES S., HAYWARD P., *Cognitive Therapy for Bipolar Disorder : A Therapist's Guide to Concept, Methods and Practice*, New York, Wiley, 1999.

LAM D., WATKINS E., HAYWARD P., BRIGHT J., WRIGHT K., KERR N., PARR-DAVIS G. ET SHAM P., « A randomized controlled study of cognitive therapy for relapse prevention for bipolar affective disorder », *Archives of General Psychiatry*, 2003, 60, 145-152.

LAN, M.J., MCLOUGHLIN, G. A., GRIFFIN, J. L., TSANG, T.M., HUANG, J.T.J., YUAN, P., MANJI H., HOLMES E., BAHN S., « Metabonomic Analysis Identifies Molecular Changes Associated with the Pathophysiology and Drug Treatment of Bipolar Disorder », *Molecular Psychiatry*, 5 févr. 2007.

LAKSHMI N., YATHAM M.D., « Diagnosis and Management of Patients With Bipolar II Disorder », *J. Clin. Psychiatry*, 2005, 66 (suppl. 1), 13-17.

LEBOYER M., *Troubles bipolaires : pratiques, recherches et perspectives*, Paris, John Libbey Eurotext, 2005

LEBOYER M., *Schizophrénie Troubles bipolaires*, Masson, 2010.

LEBOYER M., HENRY C., « Ethiopathogénie des troubles, bipolaires : facteurs génétiques et environnementaux », *La Revue du praticien*, 2005, 55, p. 487-492.

LIMOSIN F. « Epidémiologie des prescriptions médicamenteuses dans les troubles bipolaires », *L'Encéphale*, 2006 ; 32 : 41-44, cahier 2.

LISH J.D., DIME-MEENAN S., WHYBROW P.C., PRICE R.A., HIRSCHFELD R.M., « The National Depressive and Manic-Depressive Association (DMDA) survey of bipolar members », J. *Affect. Disord.*, 1994, 31, 281-294.

LOEB F.F., LOEB L.R., « Psychoanalytic observations on the effect of lithium on manic attacks ». *Journal of American Psychoanalytic Association*, 1987; 35,877-902.

LÔO H., GOURION D., *Les nuits de l'âme, Guérir de la dépression* Paris, Odile Jacob, 2007.

LOPEZ P., MOSQUERA F., DE LEON J. *et al.*, « Suicide attempts in bipolar patients », J. *Clin. Psychiatry*, 2001, 62 (12), 963-966.

LYON HM, STARTUP M, BENTALL RP. Social cognition and the manic defense: Attributions, selective attention, and self-schema in bipolar affective disorder. J Abnorm Psychol. 1999 ; 108 : 273- 282.

MAJ M. « Pattern of recurrence of illness after recovery from an episode of major depression. A prospective study ». *Am J Psychiatry*. 1992 ; 149 : 795-800

MALKOFF-SCHWARTZ S., FRANK E., ANDERSON B., « Social rhythm description and stressful life events in the onset of bipolar and unipolar episodes », *Psychol. Med.* 2000, 30 (5), 1005-1016.

MALKOFF-SCHWARTZ S., FRANK E., ANDERSON B., SHERRIL J.T., SIEGEL L., PATTERSON D., KUPFER D.J. « Stressful life events and social rhythm disruption in the onset of manic and depressive bipolar episodes : a preliminary investigation ». *Arch. Gen. Psychiatry*,

MANSELL W, LAM D. « A preliminary study of autobiographical memory in remitted bipolar and unipolar depression and the role of imagery in the specificity of memory ». *Memory*. 2004; 12: 437-446.

MARNEROS A, ANGST J., *Bipolar Disorders : 100 Years after Manic-Depressive Insanity*, Londres, Kluwer Academic Publisher, 2000.

MARTINEZ ARAN A, VIETA E., REINARES M et *al*. « Cognitive function across manic or hypomanic, depressed, and euthymic states in bipolar disorder ». *Am J Psychiatry*. 2004 ; 161 : 262-270.

MCELROY S.L., KOTWAL R., KECK P.E., AKISKAL H.S., « Comorbidity of bipolar and eating disorders : distinct or related disorders with shared dysregulations ? », J. *Affect. Disord.*, 2005, 86 (2-3), 107-127.

MEYNARD J.A., « Histoire de la bipolarité », *Neuronale*, n° 14, 2004.

MILKOWITZ D.J, GOLDSTEIN M.J « Family factors and the course of bipolar affective disorder », *Arch. Gen. Psychiatry*, 45, 1988, 225-231.

MIKLOWITZ D.J., « Psychotherapy in Combination with Drug Treatment for Bipolar Disorder », J. *Clin. Psychopharmacology*, 16 (suppl. 1), 1996, 55S-66S.

MIKLOWITZ D.J., *The Bipolar Survival Guide*, New York, Guilford Press, 2002.

MIKLOWITZ D., WISNIEWSKI S., MIYAHARA S., OTTO M., Sachs G. « Perceived criticism from family members as a predictor of the one-year course of bipolar disorder ». *Psychiatry Research*, 2005, 136, 101-111.

MILLER C.J., KLUGMAN J., BERV D.A., ROSENQUIST K.J., GHAEMI S.N., « Sensitivity and specificity of the Mood Disorder Questionnaire for detecting bipolar disorder », J. *Affect. Disord.*, 2004, 84, 167-171.

MIRABEL-SARRON C., *La dépression comment en sortir*, Paris Ed. Odile Jacob 2002.

MIRABEL-SARRON C., « Formes particulières de dépression : les troubles bipolaires chapitre 10 », in *Soigner les dépressions avec les thérapies cognitives*, Paris, Dunod, 2005.

MIRABEL-SARRON C., « Approche comportementale et cognitive des troubles bipolaires », in *Troubles bipolaires : pratiques, recherches et perspectives*, direction de M. Leboyer, Paris,

Éd. John Libbey, coll. « Pathologie-Science/Formation », 2005, p. 103-117.

MIRABEL-SARRON C., « Comprendre et vaincre la dépression » in *Guide pratique de psychologie pour la vie quotidienne*, direction André C., Partie 7, Chapitre 24 p.312-320. Odile Jacob, 2008.

MIRABEL-SARRON C., « Thérapies comportementales et cognitives des troubles bipolaires » in *Les troubles bipolaires : approches psycho-éducatives*, direction Ferrero, Ed. Masson sous presse.

MIRABEL-SARRON C., « Evaluation des thérapeutiques comportementales et cognitives dans la dépression », Bulletin de l'Académie nationale de médecine, sous presse.

MIRABEL-SARRON C., Haute Autorité de Santé (H.A.S), Guide médecin – ALD 23 « Troubles bipolaires » HAS / Service des bonnes pratiques professionnelles / Mai 2009.

MIRABEL-SARRON C., SIOBUD DOROCANT E., CHEOUR-ELLOUZ M., KADRI N., GUELFI J.D., « Apport des thérapies comportementales et cognitives dans les troubles bipolaires », *Annales médico-psychologiques*, 164 (4), 2006, 341-348.

MIRABEL-SARRON C., URDAPILLETA I., GUELFI J.D., ROUILLON F., *Traitement de l'information à contenu émotionnel et représentation de soi chez des patients bipolaires de type I après traitement combine médicamenteux et comportemental-cognitif*, Annales médico-psychologiques, sous presse.

MIRABEL-SARRON C., SIOBUD DOROCANT E., SALA L., BACHELARD M., GUELFI J.D., ROUILLON F., « Mindfulness based cognitive therapy (MBCT) dans la prevention des rechutes thymiques chez les patients bipolaires I : une étude pilote », *Annales médico-psychologiques*, vol 167, n° 9, 2009 ; 686-92, Elsevier.

MIRABEL-SARRON C., VERA L., *L'Entretien en thérapie comportementale et cognitive*, Paris, Dunod, 2ᵉ éd., 2004.

NEWMAN C., LEAHY R., BECK A., REILLY-HARRINGTON N. ET LASZLO G., « Bipolar disorder : a cognitive approach », *American Psychological Association*, Washington, 2002.

NIRO V., ROUILLON F., « Épidémiologie du trouble bipolaire », *L'Encéphale*, Supp. III, 2001, 1-6.

O'CONNELL R.A., MAYO J.A., FLATOW L. et al., « Outcome of bipolar disorder on long-term treatment with lithium. », *British Journal of Psychiatry*, 1991,159,122-129.

ORGANISATION MONDIALE DE LA SANTÉ, *CIM-10/ICD-10. Classification Internationale des maladies*, 10ᵉ révision, chap. V (F), « Troubles mentaux et troubles du comportement. Critères diagnostiques pour la recherche », Organisation mondiale de la santé, trad. de l'anglais coordonnée par C.B. Pull, Genève, OMS, Paris, Masson, 1993.

ORGANISATION MONDIALE DE LA SANTÉ, *Composite International Diagnostic Interview Short Form*, Genève, OMS, 1998.

OTTO M., REILLY-HARRINGTON N., SACHS G.S., « Psychoeducational and cognitive-behavioral strategies in the management of bipolar disorder », *Journal of Affective* Disordres 73, 2003, 171-181.

PACHET A., WISNIEWSKI A. « The effects of lithium on cognition: an updated review ». *Psychopharmacology*, 2003, 170, 225-234.

PALLANTI S., QUERCIOLI L., PAZZAGLI A., ROSSI A., DELL'OSSO L., PINI S. et al., « Awareness of illness and subjective experience of cognitive complaints in patients with bipolar I and bipolar II disorder », *Am. J. Psychiatry*, 1999, 156, 1094-1096.

PALMER A., WILLIAM H., « Cognitive behavior therapy in a group format of bipolar affective disorder », *Behavioural and Cognitive Psycotherapy*, 23, 1995, 153-168.

PATELIS-SIOTIS I. « Cognitive- behavioral therapy : applications for the manage-ment of bipolar disorder », *Bipolar Disorders*, 3, 2001, 1-10.

PATELIS-SIOTIS I. YOUNG T, ROBB J.C. ET COLL., « Group cognitive behavioural therapy for bipolar disorder : a feasibility and effectiveness study », *Journal of Affective Disorders*, 65, 2001, 145-153.

PERDRIZET-CHEVALLIER C., HANTOUCHE E.G., « Evolution des aspects cliniques et thérapeutiques des troubles bipolaires », *Ann. Méd. Psychol.*, 159, 2001, 654-660.

PEROL J.-Y, « Est-il raisonnable que les psychiatres français privent les patients bipolaires français du lithium ? », *Annales médico-psychologiques*, vol.167, n°10, 2009 ; 814-817, Elsevier.

PERRIS C., « A study of bipolar (manic-depressive) and unipolar recurrent depressive psychoses », *Acta Psychiatr. Scand.*, 194 (suppl.), 1966, 1-89.

PHELPS J.R., GHAEMI S.N., « Improving the diagnosis of bipolar disorder : Predictive value of screening tests », J. *Affect. Disord.*, 92, 2006, 141-148.

POST R.M., DENICOFF K.D., LEVERICH G.S.« Drug-induced switching in bipolar disorder », *CNS Drugs*, 8, 1997, 352-365.

POST R.M., DENICOFF K.D., LEVERICH G.S., ALTSHULER L.L., FRYE M.A., SUPPES T.M., RUSH A.J. *et al.*, « Morbidity in 258 Bipolar Outpatients Followed For 1 Year With Daily Prospective Ratings on the NIMH Life Chart Method », *J. Clin. Psychiatry*, 64, 2003, 738-749.

PRIEBE S., WILDGRUBE C., MULLER-OERLINGHAUSEN B. « Lithium prophylaxis and expressed emotion ». *British Journal of Psychiatry*. 1989,154,396-399.

QUINTIN P. « Traitements pharmacologiques des troubles bipolaires » in : *Troubles bipolaires : pratiques, recherches et perspectives*, direction Leboyer M., Paris, John Libbey Eurotext, 2005 ; pp. 93-108.

QUINTIN P., THOMAS P. « La place des anti-psychotiques atypiques dans le traitement des syndromes dépressifs », *L'Encéphale*, 2004 ; 30 : 583-589, cahier 1.

QURAISHI S, FRANGOU S. « Neuropsychology of bipolar disorder: a review ». *J Affect Disord* 2002; 72: 209-226.

REGIER DA., KAELBER CT., « The Epidemiological Catchment Area (ECA) Program: Studying the prevalence and incidence of psychopathology » in *Textbook in epidemiological Psychiatry* (loco citato) p.35-155.

RICHA N., RICHA S., SALOUMA S., BADDOURA C., MILLET B., MIRABEL-SARRON C., « Les facteurs de risques familiaux influençant le cours et l'évolution du trouble bipolaire », *Journal de thérapie comportementale et cognitive*, 2009,19,141-145.

ROBINS L.N., REGIER D.A., *Psychiatric Disorders in America : The Epidemiologic Catchment Area Study*, New York, The Free Press, 1991.

ROMANS S.E.,MCPHERSON H.M., « The social networks of bipolar affective disorder patients ». *Journal of Affective Disorders*, 1992; 25,221-228.

ROUGET B.W., GERVASONI N., DUBUIS V., GEX-FABRI M., BONDOLFI G., AUBRY J.M., « Screening for bipolar disorders using a French version of the Mood Disorder Questionnaire (MDQ) », J. *Affect. Disord.*, 88 (1), 2005, 103-108.

ROUILLON F., « Épidémiologie des troubles psychiatriques », *Annales médico-psychologiques*, 2008,166 : 63-70.

ROUILLON F., « Épidémiologie du trouble bipolaire. Données actuelles », *L'Encéphale*, suppl1, 1997, 7-11.

ROUILLON F., « Perspectives et évolutions dans la prise en charge du patient maniaque : introduction », *L'Encéphale*, XXIX, 3-4, 2003, cahier 2.

ROUILLON F., « Long term Treatment of Generalized Anxiety Disorder », *European Psychiatry* 2004;19:96-101.

ROUILLON F., *Les troubles dépressifs récurrents*. Paris :John Libbey Eurotext ;2003.

ROUILLON F., « Un enjeu de santé publique » in *Troubles bipolaires : pratiques, recherches et perspectives*, direction Leboyer, Paris, John Libbey Eurotext, 2005, 1-6.

ROUILLON F., « Épidémiologie du trouble bipolaire », annales médico-psychologiques, vol 167, n° 10, 2009 ; 793-795 Ed. Elsevier.

ROUILLON F., MARTINGAU C., « Troubles bipolaires : nouvelles perspectives thérapeutiques », *Neuronale*, n° 12, 2003.

ROUILLON F., GASQUET I., GARAY R.-P., LANCRENON S. « Prévalence des Troubles Bipolaires en Médecine », *Annales médico-psychologiques*, vol 167, n° 8, 2009 ; 611-615, Elsevier

RUETSCH O., VIALA A., BARDOU H., MARTIN P., VACHERON M.-N. « Prise de poids pharmaco-induite par les psychotropes et sa prise en charge : revue des données de la littérature », *L'Encéphale*, 2005 ; 31 : 507-16, cahier 1.

SALZMAN C. « Integrating pharmacotherapy and psychotherapy in the treatment of a bipolar patient ». *American Journal of Psychiatry*, 1998; 155,686-689.

SCOTT J., « Cognitive therapy of affective disorders : a review », J. *Affect. Disord.*, 37, 1996, 1-11.

SCOTT J., *Overcoming Mood Swings : A Self-Help Guide Using Cognitive-Behavioral Techniques*, Londres, Constable Publishers, 2001.

SCOTT J., GARLAND A., MOORHEAD S., « A pilot study of cognitive therapy in bipolar disorders », *Psychological Medicine*, 31, 2001, 459-467.

SCOTT J., GUTTIERREZ M.S., « The current status of psychological treatments in bipolar disorders : a systematic review of relapse prevention », *Bipolar Disord.*, 6, 2004, 498-503.

SCOTT J., TACCHI M.J., « A pilot Study of concordance therapy for individuals with bipolar disorders who are non-adherent with lithium prophylaxis », *Bipolar Disord.*, 4, 2002, 386-392

SERRETTI A, CAVALLINI MC, MACCIARDI F et *al.* « Social adjustment and self-esteem in remitted patients with mood disorders ». *Eur Psychiatry* 1999 ; 14 : 137-142.

SIMON N.M., OTTO M.W., WISNIEWSKI S.R., FOSSEY M., SAGDUYU K., FRANK E., SACHS G.S., NIERENBERG A.A., THASE M.E., POLLACK M.J. « Anxiety disorder comorbidity in bipolar disorder patients : date from the first 500 participants in the Systematic Treatment Enhancement Program for Bipolar Disorder (STEP-BD) ». *Am. J. Psychiatry*, 2004; 161(12) : 2222-2229.

SIMPSON S.G., MCMAHON F.J., MCINNIS M.G., MACKINNON D.F., EDWIN D., FOLSTEIN S.E. *et al.*, « Diagnostic reliability of bipolar II diagnosis », *Arch. Gen. Psychiatry*, 2002, 59, 736-740.

SIOBUD-DOROCANT E., MIRABEL-SARRON C., DOCTEUR A., BACHELARD M., GOUJON D., GUELFI J.-D., ROUILLON F., « Les thérapies de groupe pour patients bipolaires », *Annales médico-psychologiques*, vol 167, n° 10, 2010; 818 -821, Elsevier.

STEIN D., SIMEON D., FRENKEL M., « An open trial of valproate in borderline personality disorder », J. *Clin. Psychiatry*, 56, 1995, 506-510.

STONE M.H., *The Borderline Syndrome : Constitution, Personality and Adaptation*, New York, Mc Graw-Hill, 1980.

SUPPES T., LEVERICH G.S., KECK P.E. « The Stanley foundation bipolar treatment outcome network : demographic and illness characteristics of the first 261 patient », J. *Aff. Disord.*, 67, 2001, 45-59.

SWANN A.C., BOWDEN C.L., CALABRESE J.R. *et al.*, « Differential effect of number of previous episodes of affective disorder on response to lithium or divalproex in acute mania », *Am. J. Psychiatry*, 156, 1999, 1264-1266.

SWANN A.C., GELLER B., POST R.M., ALTSHULER L., CHANG K.D., DELBELLO M.P. *et al.*, « Practical Clues to Early Recognition of Bipolar Disorder : A Primary Care Approach. Prim Care Companion », J. *Clin. Psychiatry*, 7 (1), 2005, 15-21.

SWARTZ H.A., FRANK E., « Psychotherapy for bipolar depression : a phase-specific treatment strategy ? », *Bipolar Disorder*, 3, 2001, 11-22.

TASSIN J.P., « Interrelations between neuromediators implicated in depression and antidepressive drugs » *L'Encephale* 1994 dec; 20 spec n° 4:623-8.

TOHEN M., GOODWIN FC., « Epidemiology of bipolar disorder », in TSUANG M.T., TOHEN M., ZAHNER G.E.P. (éd.), *Textbook in Psychiatric Epidemiology*, New York, Wiley-Liss, 1995, 301-315.

TOUATI I., MECHRI A., GASSAB L., BACHA M., GAHA L., « Tempéraments affectifs prébipolaires dans les dépressions récurrentes : vers 1 dépistage de 'fausse unipolarité' », *Annales médico-psychologiques*, vol. 167, n° 10, 2009 ; 787-791, Elsevier.

TOURNIER M., COUGNARD A., VERDOUX H.,DROULOUT T., « Évaluation d'un programme de psychoéducation individuel chez des patients hospitalisés pour un trouble bipolaire ». Annales medico-psychologiques.vol.166, n° 4, 2008 ; 286-291.

VACHERON-TRYSTRAM M.-N., BRAITMAN A., CHEREF S., AUFFRAY L. « Antipsychotiques et troubles bipolaires ». *L'Encéphale*, 2004 ; 30 : 417-24.

WEISS R.D., NAJAVITS L.M., GEENFIELD S.H., « A Relapse Prevention Group for Patients with Bipolar and Substance Use Disorders », J. *Susbstance Abuse Treatment*, 16, 1, 1999, 47-54.

WEISSMAN A., BECK A.T., « Development and validation of the Dysfunctional Attitudes Scale », article présenté à la rencontre annuelle de Association for the Advancement of Behavior Therapy, Chicago, IL, 1978.

WILLIAMS J.B., GIBBON M., FIRST M.B., SPITZER R.L., DAVIES M., BORUS J. *et al.*, « The Structured Clinical Interview for DSM-III-R (SCID) II. Multi-site testretest reliability », *Arch. Gen. Psychiatry*, 1992, 49, 630-636.

YOUNG J. « Cognitive therapy for personality disorders : a schema focused approach », *New-york practitioner's resource series*, 1990.

YOUNG J.E. *Cognitive therapy for personality disorders: a schema-focused approach* (Rev. Ed.). Sarasota, FL: Professional Resource Exchange,1994.

YOUNG J., KLOSKO J., WEISHAAR M. *Schema therapy : a practitioner's guide*, New York, Guilford Press,2003.

ZANARINI M.C., GUNDERSON J.G., FRANKENBURG F.R., CHAUNCAY D.L., « Discriminating borderline personality disorder from other axis II disorders », *Am. J. Psychiatry*, 147, 1990, 161-167.

ZARETSKY A. « Targeted psychosocial interventions for bipolar disorder », *Bipolar disord.*, 5 (Suppl.2), 2003, 80-87.

ZARETSKY A., SEGAL Z., GEMAR M., « Cognitive therapy for bipolar depression : A pilot study », *Can. J. Psychiatry*, 44, 1999, 491-494.

ZIMMERMAN M., POSTERNAK I., CHELMINSKI I., SOLOMON D.A. « Using questionnaires to screen for psychiatric disorders : a comment on a study of screening for bipolar disorder in the community », J. *Clin. Psychiatry*, 65, 2004, 605-610.

ZUBIETA JK, HUGUELET P, LAJINESS O'NEIL R et al. « Cognitive function in euthymic bipolar I disorder ». *Psychiatry Research* 2001 ; 102 : 9-20.

图书在版编目(CIP)数据

理解与治疗双相情感障碍 : 第二版 / (法)克里斯蒂娜·米拉贝尔-萨容等著 ; 庄淑娜译 . — 上海 : 上海社会科学院出版社,2019
ISBN 978 - 7 - 5520 - 2660 - 3

Ⅰ.①理… Ⅱ.①克… ②庄… Ⅲ.①情绪障碍—治疗 Ⅳ.①R749. 405

中国版本图书馆 CIP 数据核字(2019)第 017479 号

Originally published in France as:
Les troubles bipolaires: de la cyclothymie au syndrome maniaco-dépressif, by Christine Mirabel-Sarron & Isabelle Leygnac-Solignac
© DUNOD Editeur, Paris, 2011, 2nd edition
Simplified Chinese language translation rights arranged through
Divas International, Paris 巴黎迪法国际版权代理(www. divas-books. com)
上海市版权局著作权合同登记号:图字 09 - 2014 - 050 号

理解与治疗双相情感障碍(第二版)

著　　者:(法)克里斯蒂娜·米拉贝尔-萨容
　　　　　(法)伊莎贝尔·雷尼亚克-索利尼亚克
译　　者:庄淑娜
责任编辑:赵秋蕙
封面设计:黄婧昉
出版发行:上海社会科学院出版社
　　　　　上海顺昌路 622 号　邮编 200025
　　　　　电话总机 021 - 63315947　销售热线 021 - 53063735
　　　　　https://cbs. sass. org. cn　E-mail:sassp@sassp. cn
排　　版:南京展望文化发展有限公司
印　　刷:上海新文印刷厂有限公司
开　　本:890 毫米×1240 毫米　1/32
印　　张:9. 625
字　　数:210 千
版　　次:2020 年 7 月第 1 版　　2024 年 4 月第 4 次印刷

ISBN 978 - 7 - 5520 - 2660 - 3/R · 053　　　　定价:50. 00 元